Astaxanthin

Eine ausführliche Einführung in Astaxanthin.

Einnahme, Wirkungsweise und potentielle Nebenwirkungen des Antioxidans

Petra Flieger

Inhaltsverzeichnis

Einleitung

Der Titel dieses E-Books lautet Astaxanthin. Demnach können Sie davon ausgehen, dass Sie in diesem E-Book viel über Astaxanthin erfahren werden. Haben Sie sich rein aus Neugierde für dieses E-Book entschieden oder interessieren Sie sich für Nahrungsergänzungsmittel? Haben Sie vielleicht schon in der Vergangenheit das eine oder andere Mal über Astaxanthin gelesen, aber sich nicht alles gemerkt oder blieb die eine oder andere Frage dann doch noch offen? Wir sind uns sicher, dass Sie sich aus einem guten Grund für dieses E-Book entschieden haben. Ganz egal, ob Sie persönliches Interesse, ein gut gemeinter Tipp eines Freundes oder die Suche nach Antworten zu uns geführt hat. Wir freuen uns, Sie als Leser begrüßen zu dürfen.

In diesem E-Book beschäftigen wir uns in der Tat mit dem Nahrungsergänzungsmittel Astaxanthin, aber das wissen Sie bereits. Davon haben Sie noch nie gehört? Das ist kein Problem. Wir haben nämlich in diesem E-Book die wichtigsten Informationen für Sie zusammengesammelt. Astaxanthin mag zwar wirklich superkompliziert klingen, aber eigentlich ist die Entstehung, die Vorteile und auch die Wirkungsweise sehr einfach zu verstehen. Wir sind außerdem überzeugt davon, dass ein solch wichtiges Thema nicht unbedingt komplex dargestellt werden muss, und haben deshalb die wichtigsten Punkte über Astaxanthin leicht verständlich zusammengefasst und logisch so strukturiert, dass es Ihnen gewiss leicht fallen wird, einen Überblick über die Funktionsweise und Wichtigkeit dieses Carotinoids zu gewinnen. Deshalb nähern wir uns dem Gebiet der Nahrungsergänzungsmittel langsam.

Sollten Sie bereits über Astaxanthin gelesen haben, kann es durchaus sein, dass Ihnen die eine oder andere Information bekannt vorkommen wird. Vielleicht wissen Sie das eine oder andere auch im Zusammenhang mit anderen Nahrungsergänzungsmitteln. Das ist natürlich eine sehr gute Basis, auf die wir hier im Laufe dieses E-Books aufbauen können. Gewiss finden auch Sie viele neue Informationen und neue Aspekte, die Ihnen bisher nicht in derselben Form bekannt waren.

Bevor wir uns nun dem ersten Kapitel dieses Buches widmen, folgt noch ein kurzer Überblick über die wichtigsten Inhalte dieses E-Books.

E-Book Astaxanthin – ein Überblick

Was wird Sie im Laufe dieses E-Books erwarten? Um Ihnen Wissen über Astaxanthin zu vermitteln, haben wir uns entschieden, mit den Basics zu beginnen. Und da Astaxanthin ein Nahrungsergänzungsmittel ist, beginnen wir auch mit dem Thema Nahrungsergänzungsmittel. Der Name enthält bereits einen wichtigen Hinweis: Ergänzung. Bei Nahrungsergänzungsmitteln handelt es sich nämlich nicht um Nährstoffe, die Sie anstelle des Frühstücks, Mittags- oder Abendessens, sondern ergänzend zu einer gesunden, ausgewogenen Ernährung einnehmen sollen. Um Ihnen die Wichtigkeit dieses Aspektes näher zu bringen, und auch zur allgemeinen Erklärung, folgt im ersten Kapitel also ein kurzer Überblick zu diesem recht allgemeinen Thema, um Ihnen zu vermitteln, was denn überhaupt Nahrungsergänzungsmittel sind, und wie man davon profitieren kann.

Danach haben wir dieses E-Book in drei weitere große Kapitel unterteilt: freie Radikale, Antioxidantien und zu guter Letzt Astaxanthin. Diese großen Kapitel haben wir wiederum in kleinere, logisch strukturierte Unterkapitel unterteilt. Das soll das Verständnis und die Leserlichkeit dieser doch anspruchsvollen Thematik erleichtern.

Mit freien Radikalen ist nicht gut Kirschen essen. Sie greifen unseren Körper, genauer gesagt die gesunden Zellen unseres Organismus an. Dadurch schwächen sie unser Immunsystem und werden deshalb auch oft in einem engen Zusammenhang mit Krankheiten oder Alterserscheinungen genannt. Deshalb widmen wir uns zunächst den freien Radikalen. Im zweiten Kapitel dieses E-Books möchten wir Ihnen einiges über die freien Radikale erzählen. Was sind freie Radikale überhaupt? Wo kommen diese vor? Warum hört man heute immer mehr über die freien Radikale und ist es in der Tat so, dass die Probleme aufgrund der freien Radikale zunehmen? Welche Auswirkungen haben sie auf unseren Körper und auf unsere Gesundheit? Und natürlich wollen wir Ihnen nicht vorenthalten, was Sie gegen die freien Radikale tun können.

Im dritten Kapitel beschäftigen wir uns mit den viel wichtigeren Antioxidantien. Diese Stoffe sind für den menschlichen Organismus von großer Bedeutung, denn sie helfen uns, gesund zu bleiben. Deshalb wollen wir Ihnen mehr über diese überaus wichtigen Stoffe erzählen. Was genau versteht man unter Antioxidantien? Wie wirken Antioxidantien? In welchen Nahrungsmitteln kommen Antioxidantien von Natur aus vor? Und dann beschäftigen wir uns noch mit einer ganz besonders wichtigen Frage: Sind die freien Radikale nämlich grundsätzlich negativ oder können sie auch von Vorteil für unseren Körper und Organismus sein?

Im vierten Kapitel kommen wir auf den eigentlichen Schwerpunkt diese E-Books, nämlich Astaxanthin, zu sprechen. Astaxanthin ist in der Tat das stärkste, bisher bekannte Antioxidans. Was aber ist Astaxanthin? Handelt es sich dabei um einen künstlich hergestellten Stoff oder kommt Astaxanthin in der Natur vor? Wie wirkt Astaxanthin auf unseren Körper und welche Auswirkungen kann es auf unsere Gesundheit haben? Welchen Vorteil hat Astaxanthin gegenüber herkömmlichen Antioxidantien? Und dann stellt sich noch die Frage, ob die Einnahme von Astaxanthin auch Nebenwirkungen haben kann? All dem möchten wir uns im dritten Kapitel des E-Books widmen. Im vierten Kapitel beschäftigen wir uns auch mit Nahrungsergänzungsmitteln, die Sie zusätzlich einnehmen können und dessen Einnahme sich sowohl unabhängig als auch in Kombination mit Astaxanthin bewährt hat. Wir legen hier den Fokus auf die wichtigsten Nahrungsergänzungsmittel.

Und zu guter Letzt folgen dann noch einige Schlussworte, in denen wir die wichtigsten Punkte nochmals zusammenfassen und uns von Ihnen bis zum nächsten Mal verabschieden.

Wir hoffen schon jetzt, dass Sie dadurch einen guten Einblick in die Welt der freien Radikale und Antioxidantien gewinnen können, und hoffen außerdem, dass wir Ihnen ein gutes Bild über die Wirkung, die Anwendungsgebiete, sowie Vor- und Nachteile von Astaxanthin vermitteln können.

Eines können wir Ihnen schon jetzt versprechen: Dieses E-Book ist alles andere als langweilig. Es handelt sich in jedem Fall um ein sehr faszinierendes Themengebiet. Viele Dinge werden Ihnen beim Lesen durchaus bekannt sein und das eine oder andere Aha-Erlebnis sollte auch inkludiert sein. Doch werden auch Punkte dabei sein, die Sie bisher nicht bedacht haben oder die Ihnen bislang vollkommen unbekannt waren. Das aber ist das Schöne am Lesen und der Recherche. Wir nehmen Sie mit, auf eine Reise in die Welt des Astaxanthins und hoffen, dass Sie genauso begeistert sind wie wir. Unsere Natur liefert eine Vielzahl an wunderbaren, oftmals aber komplett unterschätzten Vitalstoffen und Nährstoffen. Begeben Sie sich zusammen mit uns auf die Reise und lassen Sie uns gemeinsam die wichtigsten Dinge über freie Radikale, Antioxidantien und im speziellen Astaxanthin entdecken.

Wir wünschen Ihnen eine gute Unterhaltung, viele neue Erkenntnisse und außerdem viel Spaß beim Lesen unsere E-Books über Astaxanthin.

Astaxanthin

Astaxanthin ist gewiss keine Neuheit am Markt der Nahrungsergänzungsmittel mehr, dennoch hört man nicht viel über den nahen Verwandten des besser bekannten Betacarotins. In manchen Kreisen wurde Astaxanthin von Beginn an als das Wundermittel schlechthin gefeiert, andere hielten Abstand und waren eher skeptisch. Heute hat sich Astaxanthin in vielerlei Hinsicht bewährt. Renommierte Forscher, professionelle Athleten und Sportler, aber auch viele Gesundheits- und Ernährungsspezialisten sind der Überzeugung, dass Astaxanthin nicht nur als Anti-Aging-Nahrungsergänzungsmittel eingesetzt werden kann, sondern auch sonst hilfreich für uns sein kann. Und dennoch gibt es einiges zu wissen über das Carotinoid. Aber jetzt mal langsam!

1. Nahrungsergänzungsmittel

Was sind überhaupt Nahrungsergänzungsmittel? Bestimmt haben Sie schon vieles darüber gelesen, deshalb hier nur noch die wichtigsten Punkte, kurz zusammengefasst, zur Auffrischung.

Der Name lässt es ja bereits erahnen: Nahrungsergänzungsmittel sind Produkte, die unsere Ernährung ergänzen können (oder sollen), jedoch sind sie nicht dazu da, um unsere Nahrung zu ersetzen. Leider wird dies oft verwechselt und viele Menschen gehen davon aus, dass sie die Folgen einer einseitigen Ernährung durch die Einnahme von Vitamin C ausgleichen können oder aufgrund des morgendlichen Multivitaminpräparats das Frühstück auslassen können. Und zur besseren Verdauung setzt man auf Flohsamenschalen, anstatt viele Ballaststoffe zu sich zu nehmen und viel zu trinken. Das ist dann allerdings weniger zielführend und davon raten wir auch ab. Nahrungsergänzungsmittel sind eine gute Sache, wenn man sie denn dafür einsetzt, wofür sie eigentlich entwickelt wurden – nämlich zur Ergänzung einer ausgewogenen und vielseitigen Ernährung.

Nahrungsergänzungsmittel werden mittlerweile in verschiedenen Formen angeboten – von Tabletten über Kapseln bis hin zu Pulver oder Flüssigkeiten. Die Auswahl ist in der Tat groß und so können auch diejenigen, die Probleme damit haben, große Kapseln zu schlucken, Nahrungsergänzungsmittel nehmen, indem sie auf die Tablettenform oder Flüssigkeiten zurückgreifen.

Nahrungsergänzungsmittel enthalten dabei verschiedenste Stoffe, die wir auch über die Nahrung zu uns nehmen (können), allerdings sind diese im Nahrungsergänzungsmittel in konzentrierter Form und damit oft in erhöhter Dosierung enthalten. Nahrungsergänzungsmittel enthalten üblicherweise einen der folgenden Stoffe: Vitamine oder Provitamine (wie Vitamin B, Vitamin C, Vitamin D3, Vitamin E, Folsäure,

Betacarotin), Mineralstoffe oder Spurenelemente (wie Magnesium, Kalzium, Kalium, Eisen, Selen oder Zink), vitaminähnliche Substanzen (wie das Coenzym Q10), Fettsäuren (wie die bekannten Omega-3- oder Omega-6-Fettsäuren), Eiweißbestandteile (wie L-Carnitin oder L-Cystein) oder sonstige Inhaltsstoffe wie Bierhefe, Auszüge aus Fruchtextrakten, Algen oder probiotische Kuren.

Warum aber sollte man Nahrungsergänzungsmittel zu sich nehmen? Wie Sie sich bestimmt schon aufgrund der langen Auflistung an Stoffen denken können, kann man Nahrungsergänzungsmittel aus den verschiedensten Gründen einnehmen. Aufgrund einer sehr einseitigen Ernährung (beispielsweise einer rein pflanzlichen Ernährung) kann es vorkommen, dass man bestimmte Vitamine oder Mineralstoffe nicht in ausreichender oder empfohlener Menge zu sich nimmt. In diesem Fall sollte man möglichst früh Nahrungsergänzungsmittel einnehmen, um einen Mangel und die damit verbundenen negativen Folgen frühzeitig einzuschränken oder gar komplett auszuschließen.

Manchmal ist es aber auch einfach so, dass man seinem Körper etwas Gutes tun möchte, indem man beispielsweise das Immunsystem mit einem Multivitaminpräparat oder das Verdauungssystem mit einem Präbiotikum unterstützt. Und da sich Nahrungsergänzungsmittel in der Vergangenheit stets positiv bewährt haben, greift man dann natürlich darauf zurück.

Die Anwendungsgebiete sind ja wirklich vielseitig und man möchte fast schon meinen, dass es ein Nahrungsergänzungsmittel für jedermann und jede mögliche Situation gibt: Basenpulver werden gerne eingenommen, um den Säuren-Basen-Stoffwechsel zu normalisieren oder auszugleichen. L-Lysin gilt als Wunderwaffe im Kampf und zur Prophylaxe bei Fieberblasen. Omega-3-Fettsäuren tragen zu einer normalen Gehirn- und Herzfunktion bei und werden deshalb oft eingenommen. Kalzium ist – wie, dank der Werbung für Milch und Milchprodukte, jeder weiß – gut für unsere Knochen und unsere

Zähne. Kalium leistet einen guten Beitrag zur Aufrechterhaltung eines normalen Blutdrucks. Kupfer sorgt für eine gesunde Pigmentierung von Haut und Haar.

Magnesium leistet einen wichtigen Beitrag zum Energiestoffwechsel und wird deshalb von vielen Sportlern geschätzt. Selen unterstützt die Schilddrüse und schützt außerdem unsere Zellen vor oxidativem Stress. Zink sorgt für kräftige Nägel und schöne Haut. Grüner Tee gilt als die Wunderwaffe und Anti-Aging-Methode schlechthin. Ginseng sorgt für eine verbesserte Stresstoleranz und unterstützt unser Nervensystem. Vitamin A ist wichtig für unsere Haut und unsere Schleimhaut. Folsäure ist von Bedeutung bei Kinderwunsch, in der Schwangerschaft und Stillzeit. Die zusätzliche Einnahme von Vitamin D3 ist besonders in den sonnenschwachen Wintermonaten von Wichtigkeit. Das Sonnenvitamin trägt nämlich nicht nur zu einem gesunden Immunsystem bei, sondern ist auch für unsere Knochen, Zähne und Muskeln von großer Bedeutung.

Und dann gibt es noch unterschiedlichste Kombinationen aus den verschiedensten Stoffen. Ein Multivitaminpräparat enthält eine Palette an wichtigen Vitaminen und Mineralstoffen und soll somit mehrere Baustellen gleichzeitig bedienen. Ein Vitamin-B-Komplex trägt unter anderem zu unserem emotionalen Wohlbefinden bei, unterstützt die Stressresistenz und sorgt für gesunde Funktionen des Nervensystems. Sie sehen, es gibt viele verschiedene Produkte, Stoffe und Anwendungsgebiete – die Liste an Einnahme- und Kombinationsmöglichkeiten lässt sich nahezu endlos erweitern.

Nun werden Sie sich bestimmt fragen: Braucht wirklich jeder Mensch Nahrungsergänzungsmittel, um überhaupt gesund zu bleiben?

Nun, hier scheiden sich die Geister und einige würden bereits an dieser Stelle laut und deutlich „Ja" sagen. Nun ist es einigen Experten zufolge so, dass derjenige, der sich ausgewogen und abwechslungsreich ernährt, keine zusätzlichen Nährstoffe benötigt. Aber doch haben Nahrungsergänzungsmittel ihre Daseinsberechtigung und auch werden sie rege nachgefragt. Warum ist das so? Nun, wir leben in einer Zeit, in der wir beruflich wie auch privat, sehr eingespannt sind. Für gesunde Ernährung und Sport haben viele nicht genügend Zeit und müssen mit dem Snack vom Schnellimbiss und dem kurzen Spaziergang am Wochenende zufrieden sein.

Nahrungsergänzungsmittel geben oftmals zumindest das Gefühl, etwas für unsere Gesundheit zu tun. Riskante oder gefährliche Stoffe dürfen auch nicht darin enthalten sein, somit macht es für viele schon Sinn, die Kapseln oder Flüssigkeiten einzunehmen.

Natürlich muss man sich auch immer fragen, was das Ziel eines Nahrungsergänzungsmittels sein soll. Will man damit das Immunsystem unterstützen oder die allgemeine Gesundheit fördern? Oder nimmt man die kleinen Pillen ein, um einen tatsächlich bestehenden Mangel auszugleichen? In jedem Fall können Sie Rücksprache mit Ihrem behandelnden Arzt oder einem Apotheker halten – dieser kann Ihnen mögliche offene Fragen zur Sinnhaftigkeit gerne beantworten.

Dennoch möchten wir darauf hinweisen, das Nahrungsergänzungsmittel frei verkäuflich sind. Obwohl Nahrungsergänzungsmittel auch in Apotheken erhältlich sind, kann man sie auch in Drogeriemärkten und dem gut sortierten Lebensmittelgeschäft kaufen oder einfach über das Internet beziehen. Da Nahrungsergänzungsmittel nicht auf dieselbe Art und Weise wie Medikamente wirken, sind es keine Arzneimittel, sondern eben Nahrungsergänzungsmittel.

Astaxanthin ist jedenfalls ein Nahrungsergänzungsmittel, und mit diesem möchten wir uns im Rahmen dieses E-Books besonders beschäftigten.

2. Freie Radikale – ein Überblick

Werfen wir zunächst einen Blick auf die freien Radikale, denn sie stehen oft am Anfang vieler gesundheitlicher Beschwerden. Das klingt alles andere als positiv. Aber was sind also diese berühmt-berüchtigten freien Radikale?

Im Grunde genommen handelt es sich dabei um sauerstoffhaltige Moleküle. Ein Molekül ist ein Teilchen, und dieses Teilchen besteht aus zwei oder aber mehreren zusammenhängenden Atomen. Die Atome sind durch Atombindungen, also chemische Bindungen, die oft auch kovalente Bindungen genannt werden, fest miteinander verbunden. Atome bestehen prinzipiell aus einem positiv geladenen Atomkern und einer sogenannten Atomhülle, welche aus negativ geladenen Elektronen besteht.

Freie Radikale sind als Moleküle gefährlich instabil. In ihrer chemischen Struktur fehlt nämlich ein Elektron. Das bedeutet auch, dass sie unvollständig sind, und demnach nach einem passenden Elektron suchen. Nun gehen freie Radikale nicht nur recht rücksichtslos, sondern auch recht schnell vor, um den geeigneten Bindungspartner zu finden. Entsteht ein freies Radikal, dauert es in etwa 10 - 11 Sekunden, bis es das erste Opfer attackiert. Der „Raub" der Elektronen wird Oxidation genannt.

Aber was genau versteht man unter einer Oxidation? Denken Sie an Metall! Wenn dieses kupferfarben oder orange rostet, oxidiert es. Oder denken Sie an Obst! Wenn die Banane eine bräunliche Färbung annimmt, handelt es sich dabei um nichts anderes als Oxidation. Es handelt sich bei der Oxidation also eigentlich um einen ganz natürlichen Vorgang, der in lebenden Systemen vorkommt und für unsere Existenz auch notwendig ist. Problematisch wird die Oxidation nur dann, wenn – wie oben beschrieben – die Oxidation und Schäden durch freie Radikale nicht verhindert oder behandelt wird. Hinter Oxidation stecken auch Alterungsprozesse oder die Karzinogenese – also der Prozess, bei dem normale Zellen in abnormale bzw. Krebszellen verwandelt werden.

Deshalb spricht man – ab einem gewissen Ausmaß – auch von oxidativem Stress. Nun ist das leider noch nicht das Ende, denn das bestohlene Molekül ist nun auch unvollständig. Es wird also ebenso zu einem freien Radikal und begibt sich auch auf die Suche nach einem passenden Opfer. Ein Kreislauf beginnt, zahllose Kettenreaktionen folgen. Werden nach und nach mehr Zellen des betroffenen Organs geschädigt, geht es diesem mit der Zeit schlechter. Die Zellschäden können zu Krankheiten, aber auch zu Entartungen der Zelle führen. Freie Radikale können die Funktion von Zellen einschränken oder durch Membranschäden zum Zelltod führen. Durch DNA-Schäden und die unkontrollierte Zellteilung kann die Entstehung von Krebs begünstigt werden und die Bildung des körpereigenen Eiweißes wird vermindert, bestimmte Enzyme werden sogar inaktiv.

Aktuell können wir festhalten, dass freie Radikale unseren Körper, genauer gesagt unsere Zellen angreifen, und dabei ein bestimmtes Ziel vor Augen haben: die Zellen funktionsunfähig zu machen. Und das ist in erster Linie natürlich alles andere als positiv. Oder etwa nicht? Lassen Sie uns zunächst einen Blick auf die freien Radikale in der Vergangenheit und heute werfen, bevor wir später nochmals auf diesen Punkt zu sprechen kommen.

a. Freie Radikale in der Vergangenheit und heute

Nun gibt es freie Radikale nicht erst seit heute. Während Tiere und Pflanzen schon längst Strategien entwickelt haben, um die freien Radikale effektiv abzuwehren, und sich davor zu schützen, war es für uns Menschen damals nicht notwendig, sich aktiv und bewusst darum zu kümmern, und Strategien zur Abwehr vor freien Radikalen zu überlegen. Wir waren ja auch nicht so vielen Risikofaktoren ausgesetzt. Außerdem war unsere Lebensweise eine andere, wesentlich gesündere. Wir hatten weniger Stress und bewegten uns mehr an der frischen Luft. Auch haben wir uns mehr in der Sonne bewegt, und wie Sie bestimmt wissen, ist die Sonne – obwohl sie oft im Zusammenhang mit Hautkrebs genannt wird – auch eine Heilerin. Die Sonne versorgt uns nämlich mit dem nicht zu unterschätzenden, überaus wichtigen Vitamin D.

Die Zeiten haben sich aber gehörig geändert. Etwas dramatisch dargestellt, aber dennoch gar nicht so weit entfernt von der Realität: Beruflich setzen wir uns so hohe Ziele, die nicht nur mit Stress verbunden sind, sondern oft auch viele Überstunden erfordern und keinerlei Freiräume für irgendwelche notwendigen Pausen lassen. Wenn wir überhaupt Zeit zum Essen finden, dann ist es Junkfood. Nach Dienstschluss fällt es uns schwer abzuschalten, oft läutet das Smartphone nämlich bis spät abends, und dank der Erreichbarkeit auf sämtlichen Social-Media-Kanälen findet man auch dort keine Ruhe. Das eine oder andere Gläschen Wein oder die eine oder andere Flasche Bier muss her.

Privat sind wir ebenso gefordert: der Partner, Sport, Hobbys und Vereine. Wir haben viele Pläne und Ziele, aber der Tag hat nun mal 24 Stunden und eine gesunde Menge an Schlaf sollte auch bedacht werden. Zeit für Erholung und zum Abschalten finden wir jedoch nicht, zumindest nicht in der so dringend notwendigen Menge. Unsere Balance gerät außer Kontrolle. Dass all dies zu enormem Stress führt, ist wahrscheinlich kein Geheimnis.

Zusätzlich herrscht in Ballungsräumen ein höheres Verkehrsaufkommen und das wiederum führt zu einer erhöhten Abgas- und Schadstoffbelastung.

Die moderne Ernährungsweise basiert auf Getreide, Milchprodukten und Fleisch. Grundsätzlich gibt es in der Ernährungswissenschaft verschiedenste Ansätze, doch liefert diese Art von Ernährung nur noch wenig Antioxidantien. Es fehlt oft an frischem Gemüse und Früchten. Und Keimlinge, Wildpflanzen, Ölsaaten oder Nüsse kennt man in der hiesigen Küche kaum noch.

Ist das Immunsystem erst einmal angeschlagen, verbringen wir die Zeit nicht im Bett, denn dort können wir den hohen Anforderungen, die wir an uns selbst stellen, nicht gerecht werden. Zeit zum Auskurieren haben wir nicht. Am Weg ins Büro trinken wir statt des täglichen Mokkas einen Pfefferminztee. Das hilft garantiert! Und um noch etwas nachzulegen, werfen wir noch vor Ausbruch des grippalen Infekts die eine oder andere Pille ein. Der Griff zu Medikamenten beim kleinsten Ziepen ist zur Normalität geworden. Damals hätten wir uns selbst Bettruhe verschrieben. Zusätzlich hätten wir warmen Tee mit Zitrone getrunken und frisch gekochte Hühnersuppe mit Karotten gegessen. Gegen die Halsschmerzen hätten wir Topfenwickel aufgelegt und Essigsocken gegen das Fieber angezogen. Gegen die verstopfte Nase hätten wir Salzwasser oder Thymian inhaliert. Für all das haben wir heute keine Zeit, denn die Zeiten, die haben sich gehörig geändert. Wie zu Beginn bereits erwähnt, wurde dies jetzt etwas überspitzt dargestellt, wenn sich doch tatsächlich die Zeiten geändert haben.

b. Die Auswirkungen der freien Radikale auf unseren Körper

Bestimmt fragen Sie sich jetzt, wie sich nun diese theoretischen Erkenntnisse auf unseren Körper auswirken und woran man erkennen kann, dass freie Radikale am Werk sind. Freie Radikale stehen oft in einem engen Zusammenhang mit Alterungsprozessen. Das heißt, sie führen schnell zu faltiger, grau wirkender Haut. Sie schädigen auch unsere Blutgefäße, was bedeutet, dass Krampfadern häufiger vorkommen, oder aber eine Venenschwäche. Der Haut fehlt es außerdem an Spannkraft. Wenn die feinen Gefäße der Augen durch freie Radikale geschädigt werden, kann es zu Degenerationserscheinungen oder reduzierter Sehkraft kommen.

Freie Radikale können sogar die Gefäße des Gehirns angreifen – das kann die mentale Aufmerksamkeit verschlechtern, Demenz begünstigen oder über kurz oder lang sogar zu einem Schlaganfall führen. Wird das Kollagen im Knorpelgewebe der Gelenke angegriffen, kann die molekulare Struktur beeinträchtigt werden, was unter anderem zu Arthritis führen kann. Wurden Zellen bereits stark geschädigt, können sie auch entarten. Die körpereigene Abwehrpolizei muss die fehlgeleitete Zelle dann schnellstmöglich aus dem Verkehr ziehen, denn wenn sich die Zelle unkontrolliert vermehren kann, kann sich ein Tumor entwickeln und Krebs entstehen.

Nun ist es natürlich nicht der Fall, dass freie Radikale binnen kürzester Zeit immer und sofort Beschwerden oder Krankheiten verursachen, aber es ist nicht von der Hand zu weisen, dass freie Radikale dies begünstigen und einen Beitrag zu den verschiedensten Beschwerdebildern leisten können. Wichtig ist, dass man sich darüber im Klaren ist und sich und seinen Körper bestmöglich schützt. Vor allem muss bedacht werden, dass die Schäden, die durch diese freien Radikale entstehen, mit zunehmendem Alter ansteigen. Deshalb ist gerade im Alter die Zufuhr von ausreichend Antioxidantien – wie beispielsweise Astaxanthin – von großer Bedeutung. Warum aber Astaxanthin und nicht Betacarotin? Oder Vitamin C? Und man könnte doch auch Vitamin E zu sich nehmen, oder nicht? Astaxanthin gilt als der stärkste Radikalfänger überhaupt und hat gegenüber anderen Antioxidantien große Vorteile – aber damit beschäftigen wir uns im Laufe dieses E-Books noch.

3. Antioxidantien – ein Überblick

In diesem Kapitel beschäftigen wir uns nun mit dem Gegenpol der freien Radikale, nämlich den Antioxidantien. Antioxidantien sind bestimmte chemische Substanzen, die natürlich vorkommen. Sie können eine ungewollte Oxidation, also den „Raub" der Elektronen, gezielt verhindern. Bei Antioxidantien handelt es sich hiermit nicht direkt um einen einzigen bestimmten Stoff, sondern um eine Gruppierung von Vitalstoffen oder eine Eigenschaft. Nicht umsonst werden Antioxidantien auch Radikalfänger genannt – sie sind nämlich unsere Helfer in höchster Not und können die Kettenreaktionen der freien Radikale gezielt unterbrechen.

Antioxidantien geben Elektronen nicht nur freiwillig, sondern außerdem viel leichter an freie Radikale ab. Im Gegensatz zu normalen Zellen haben Antioxidantien den großen Vorteil, dass sie zwar ein Elektron abgeben, aber selbst nie zu einem freien Radikal werden - zumindest nicht langfristig. An dieser Stelle müsste man richtigerweise sagen, dass Antioxidantien nach der Abgabe eines Elektrons selbst kurzfristig zum freien Radikal werden können, sie werden dann aber sofort wieder in den Ausgangszustand, also ihre antioxidative Form, gebracht. Wie darf man sich das vorstellen? Ganz einfach: Inaktiviert das Antioxidans Vitamin E ein freies Radikal, wird es zwar selbst kurzfristig zu einem freien Radikal. Vitamin C bringt es allerdings sofort wieder in die ursprüngliche Form zurück, damit es wieder seine eigentliche Arbeit als Antioxidans aufnehmen kann. Sind also ausreichend Antioxidantien vorhanden, können unsere Körperzellen auf diese Art und Weise geschützt werden.

Antioxidantien kommen in der natürlichen Umwelt vor und sie werden außerdem in unserem Körper selbst produziert. Glutathion ist ein Antioxidans, das von unserem Körper synthetisiert wird. Es besteht aus den drei Aminosäuren - Glutaminsäure, Cystein und Glycin. Die Vitamine C und D sind ebenso essenziell, können jedoch von unserem Körper nicht im ausreichenden Maße synthetisiert werden. Deshalb müssen wir die beiden Vitamine zusätzlich über Nahrungsmittel zuführen.

c. Wichtige Antioxidantien

Bevor wir uns dem nächsten, großen Kapitel widmen, werfen wir noch einen kurzen Blick auf die wichtigsten Antioxidantien.

Was fällt Ihnen ein, wenn Sie das Wort Antioxidantien hören? Eventuell Vitamin C? Oder vielleicht Vitamin E? Beides richtig! Dabei handelt es sich um Antioxidantien. Aber nicht nur Vitamine sind Antioxidantien, sondern auch Mineralien, Spurenelemente, Enzyme oder sekundäre Pflanzenstoffe. Zur Erklärung: Sekundäre Pflanzenstoffe werden auch Phytochemikalien genannt und werden von Pflanzen oder Früchten produziert, um diese vor Insekten, Pilzen oder UV-Strahlen zu schützen.

Allicin (aus Knoblauch)

Allicin ist in Knoblauch, Lauch, aber auch in Zwiebeln enthalten und gehört zu den schwefelhaltigen sekundären Pflanzenstoffen. Diese werden auch Sulfide genannt. Allicin ist bekannt für seine gefäßschützende Wirkung – demnach soll es helfen, Arteriosklerose, Herzinfarkt oder Schlaganfall vorzubeugen.

Anthocyane (beispielsweise aus der Aroniabeere)

Anthocyane zählen zu den Flavonoiden. Die Aroniabeere ist eine der Früchte mit dem höchsten Gehalt an Anthocyanen – das sind übrigens die blauen oder violettfarbenen, natürlichen Farbstoffe in Pflanzen. (Diese sind auch in Beeren, Blüten, blauen Trauben, Kirschen oder der

Schale von Auberginen enthalten). Aroniabeeren können getrocknet im Müsli verspeist werden, aber auch ein Glas Aroniasaft schmeckt lecker. Während der Sommermonate ist eine längere Kur über 3 Monate (am besten gemeinsam mit Astaxanthin) – aber darauf kommen wir später noch zu sprechen, empfehlenswert, um die Haut vor den negativen Auswirkungen von zu hoher Sonnenbestrahlung zu schützen.

Carotinoide

Carotinoide sind die besser bekannten, roten oder orangefarbenen Pflanzenfarbstoffe, die nicht nur in rotem oder orangen, sondern auch grünem Gemüse vorkommen. Dazu zählt beispielsweise das *Betacarotin*, welches unsere Zellmembrane und Blutgefäße schützt. Grünkohl enthält besonders viel Betacarotin, gefolgt von Karotten, Wirsing oder Feldsalat. Auch *Lutein* und *Zeaxanthin* sind Carotinoide. Sie kommen in unserer Netzhaut, aber auch im gelben Fleck des Auges (das ist die Stelle in der Mitte der Netzhaut, an der wir die höchste Sehschärfe erreichen), vor. Sie neutralisieren jene freie Radikale, welche durch das eintreffende Licht erzeugt werden. Da Lutein und Zeaxanthin von unserem Körper nicht selbstständig produziert werden können, ist es wichtig, dass wir es über die Nahrung, in Form von Früchten und Gemüse, aufnehmen.

Wenn der Mensch ausreichend Lutein und Zeaxanthin aufnimmt, kann er die Augen gut vor altersbedingten Krankheiten schützen, ebenso hängt die Sehschärfe von der Versorgung des Körpers mit diesen beiden Carotinoiden ab. Auch hier ist Grünkohl die erste Wahl, gefolgt von Spinat. *Lycopin* wird eine schützende, aber auch eine heilende Wirkung in Sachen Prostatakrebs nachgesagt. Enthalten ist es in Tomaten, rosafarbenen Grapefruits und Papayas. Und dann wäre da noch *Astaxanthin* – ein weiteres, wichtiges Carotinoid, dem wir uns im nächsten Kapitel ausführlich widmen werden.

Glutathion

Glutathion besteht aus drei Aminosäuren, ist also ein Tripeptid. Es gilt als eines der stärksten Antioxidantien und ist außerdem ein beliebtes Anti-Aging-Mittel. Glutathion hat außerdem die Aufgabe Vitamin C in seine aktive Form zurück zu verwandeln, wenn dieses davor ein freies Radikal inaktiviert hat und demnach nicht mehr als Antioxidans agieren kann.

Oligomere Proanthocyanidine, kurz OPC

OPC wird aus Traubenkernen oder der Haut und der Schale von Früchten gewonnen. Es besteht aus sekundären Pflanzenstoffen der Gruppe Flavonoide. OPC hat ein 20-mal größeres antioxidatives Potenzial als Vitamin C und ein 50-mal so großes wie Vitamin E. OPC und Vitamine verstärken ihre antioxidative Kraft gegenseitig.

Phenolsäure (beispielsweise aus dem Granatapfel)

Die Phenolsäure mit dem Namen Ellagsäure ist besonders antioxidativ. Neben dem Granatapfel ist sie außerdem in Beeren, Kirschen, Trauben, Grünkohl, Salaten, Ananas, Karotten, Paprika, Tomaten, Gerste oder Linsen enthalten.

Spurenelemente (beispielsweise Zink, Eisen oder Selen)

Die Spurenelemente wirken allerdings erst dann antioxidativ, wenn sie als ein Bestandteil von Enzymen handeln können. Glutathionperoxidase, ein selenhaltiges Enzym, ist wichtig für das körpereigene Abwehrsystem und schützt vor allem unsere Zellwände.

Sulforaphan (beispielsweise aus Brokkoli)

Sulforaphan ist Studien zufolge wirksam gegen Krebs, aber auch gegen Arthritis. Es kommt in Kreuzblütengewächsen, wie zum Beispiel

Brokkoli, Blumenkohl, Rosenkohl, Weißkohl, Rotkohl, Kohlrabi, Rucola, Kresse oder Senf vor. Sulforaphan verleiht den oft charakteristisch scharfen Geschmack dieser Gemüsesorten. Im Gegensatz zu vielen der anderen genannten Antioxidantien gibt Sulforaphan keine Elektronen an freie Radikale ab und muss demnach auch nicht wieder aktiviert werden, sondern aktiviert die körpereignen Enzyme der Leber, die für die Entgiftung zuständig sind.

Vitamin C

Das wahrscheinlich bekannteste Antioxidans findet sich in vielen Früchten, aber auch Gemüse. Besonders viel Vitamin C enthalten Hagebutten, Sanddorn, aber auch die Acerolakirsche. Orangen, Erdbeeren, Grün- und Rosenkohl, Kiwis, Brokkoli, rote Paprika, schwarze Johannisbeeren und Sanddornbeeren enthalten ebenso jede Menge an Vitamin C und sind deshalb besonders zum Verzehr geeignet, wenn man das Vitamin über Nahrungsmittel zu sich nehmen will.

Vitamin E

Zu Vitamin E gehört beispielsweise das bekannte Alpha-Tocopherol, welches in Pflanzenölen wie Weizenkeimöl enthalten ist, aber auch Tocotrienole, welche vor allem in rotem Palmöl, aber auch in Kokosöl vorkommen.

(Anmerkung: Die Reihenfolge der Aufzählung erfolgte hier aufgrund des Anfangsbuchstabens und dessen Reihenfolge im Alphabet und nicht aufgrund der Wichtigkeit oder Bekanntheit.)

d. Die Auswirkungen von Antioxidantien auf unseren Körper

Die positiven Auswirkungen von Antioxidantien auf unseren Körper sind vielseitig, deshalb wollen wir Ihnen hier nur einige Punkte nennen.

Ist die Ernährung reich an Antioxidantien, wird unsere Hautalterung von innen heraus verlangsamt. Die Antioxidantien fangen nämlich freie Radikale ab, bevor diese die wichtigen Kollagenverbindungen unserer Haut angreifen können. Essen Sie deshalb öfter Salat oder vermengen Sie grünen Kopfsalat mit Grünkohl – der etwas bissfestere Grünkohl schmeckt toll im Salat. Obwohl Milchkonsum immer in Zusammenhang mit starken Knochen stand, geht man heute davon aus, dass Antioxidantien noch besser und stärker für starke Knochen sorgen. Durch die in Linsen, Bohnen oder Spinat enthaltenen Nährstoffe, werden die Knochen ideal versorgt. Auch Entzündungskrankheiten, die unsere Knochen oder Gelenke angreifen, wie beispielsweise Arthritis, werden durch die entzündungshemmende Wirkung der Antioxidantien eingedämmt.

Konsumieren wir regelmäßig Heidelbeeren oder würzen unsere Speisen mit Kurkuma, können wir auch die Alterungsprozesse unserer Gehirnzellen schützen. Die Alterungsprozesse der Gehirnzellen würden Demenzerkrankungen beschleunigen, so aber können wir nicht nur unsere Merkfähigkeit, sondern auch unsere Konzentrationsfähigkeit erheblich steigern. Das bewusste Essen von Antioxidantien wirkt sich positiv auf unser Gewicht aus. Wollten Sie schon immer das eine oder andere Kilo verlieren, dann sollten Sie mehr Antioxidantien zu sich nehmen. Das bewusste Essen dessen, was unseren Körper stärkt, wirkt besser als Diäten, bei denen man sich mit vielen Verboten auseinandersetzen muss.

Auch werden viele ungesunde Speisen, wie Zucker oder schlechte Kohlenhydrate unbewusst von unserer Einkaufsliste gestrichen. Und Antioxidantien unterstützen unser Immunsystem bei dessen täglicher Arbeit. Wer also eher ungesund lebt und raucht oder viel Alkohol trinkt, sollte besonders viele antioxidantienreiche Nahrungsmittel wie Paprika oder Oliven essen, um so den negativen Auswirkungen dieses eher ungesunden Lebensstils entgegenzutreten.

e. Die Wirkungsweise von Antioxidantien in unserem Körper

Antioxidantien unterscheidet man genauso wie Vitamine einerseits nach dem Gewebe, in welchem sie wirken, und andererseits nach ihrer Löslichkeit. Wasserlösliche Antioxidantien werden beispielsweise in wässrigen Gewebsflüssigkeiten transportiert, während fettlösliche Antioxidantien mit Fettsäuren wirken.

Wie bereits erwähnt, Antioxidantien werden oft „Radikalfänger" genannt. Diese Bezeichnung lässt sich auf eine bestimmte Wirkungsweise der Antioxidantien im Körper zurückführen. Wenn das Antioxidans nämlich die Neubildung eines freien Radikals durch die Synthese, also die Verbindung, verhindert, handelt es sich um einen typischen Radikalfänger. Dazu zählen beispielsweise Vitamin E, aber auch synthetische Gallate. Vitamin E ist eine fettlösliche Substanz, wobei die am häufigsten vorkommende Vitamin-E-Form auch Tocopherol genannt wird. Unter einem Gallat versteht man synthetische Derivate der Gallussäure. Gallussäure kommt beispielsweise reichhaltig in Galläpfeln (nicht verwechseln mit Gala-Äpfeln!) oder Eichenrinde vor, aber ebenso in grünem Tee.

Auch können sich Antioxidantien anstelle von anderen Stoffen oxidieren lassen. Dabei wird das freie Radikal auch einer Reduktion unterzogen. Reduktionen treten immer gemeinsam mit einer Oxidation auf. Dabei handelt es sich um eine Teilreaktion. Hierbei werden Elektronen von einem bestimmten Teilchen, welches ein Atom, Ion oder Molekül sein kann, aufgenommen. Diese Reduktion macht die freien Radikale unschädlich. Vitamin C, schwefelige Säure (nicht Schwefelsäure!) oder Cystein. Cystein besitzt auch einen schwefelhaltigen Anteil, ist jedoch eine proteinogene Alpha-Aminosäure.

Und dann gibt es noch sogenannte Synergisten, welche Antioxidantien in ihrer Funktion unterstützen und diesen bei ihrer Regeneration helfen. Außerdem verstärken sie die Wirkung der Radikalfänger, in dem sie einen bestimmten pH-Wert erzeugen.

f. Die Wahrheit über freie Radikale

Vorhin haben Sie bereits jede Menge über die freien Radikale gelesen und bestimmt stimmen Sie uns zu, wenn wir sagen, dass sich all das nicht besonders gut angehört hat. Oder etwa nicht? Ist es also nun generell so, dass freie Radikale schlecht sind und wir unbedingt sofort Maßnahmen setzen sollten, um die sauerstoffhaltigen Moleküle gar nicht erst in unserem Körper zuzulassen?

Nein, so allgemein kann man das leider nicht sagen, denn freie Radikale sind nicht immer automatisch schlecht. Wie so oft im Leben macht auch hier die Menge an freien Radikalen den großen Unterschied aus. Unser Körper produziert nämlich selbst sehr viele freie Radikale. Bei der Zellatmung entstehen beispielsweise freie Radikale – dabei werden umso mehr produziert, je höher die Energieproduktion in unserem Körper ist. Unter bestimmten Umständen, beispielsweise bei Krankheit, großem Stress oder Sport, steigt die Energieproduktion an, und demnach wächst auch die Anzahl an freien Radikalen. Freie Radikale werden von unserem Körper, genauer gesagt von unserem Immunsystem, auch zu einem bestimmten Zweck produziert: Freie Radikale können gezielt bestimmte Krankheitserreger wie Viren oder Bakterien zerstören und akute Entzündungen eindämmen. Sie können also durchaus bewusst eingesetzt werden und sind manchmal sogar wünschenswert und überaus nützlich.

Es gibt viele Faktoren, die die Anzahl der freien Radikale im menschlichen Körper wesentlich höher als erwünscht ansteigen lassen. Dazu zählen Chemikalien und Lösungsmittel, Luftverschmutzung durch Industrie und Verkehr, industriell verarbeitete Fette und Zucker, Konservierungs- und Farbstoffe, Aromen und andere Lebensmittelzusatzstoffe, Rückstände von Herbiziden, Fungiziden oder Pestiziden in Lebensmitteln, radioaktive oder elektromagnetische Strahlung, Zigarettenrauch und Tabak, Alkohol, übertrieben lange Sonnenbäder und Körperpflegeprodukte basieren auf synthetischen Rohstoffen, aber auch Medikamente und Drogen. Antioxidantien können nun vom Organismus selbst in Form von Enzymen hergestellt werden. Der größte Teil aber wird mit unserer Nahrung aufgenommen. Antioxidantienreich sind beispielsweise Salate und Kräuter, Gemüse und Früchte, Sprossen und Wildpflanzen, Ölsaaten und Nüsse, aber auch naturbelassene Öle und Fette.

4. Astaxanthin

Da Sie nun die Hintergründe und die Funktionsweise von freien Radikalen und Antioxidantien ausführlich kennengelernt haben, widmen wir uns nun dem eigentlichen Thema dieses E-Books. Bestimmt fragen Sie sich, was das bereits Gelesene mit dem Thema Astaxanthin zu tun hat. Bevor wir hier näher ins Detail gehen, möchten wir Ihnen verraten, dass es sich bei Astaxanthin um ein natürlich vorkommendes Carotinoid handelt.

g. Allgemeines über Carotinoide

Wussten Sie, dass die wunderschönen, pinkfarbenen Flamingos mit weißer Haut geboren werden und auch als Jungtiere ein weißes Federkleid tragen? Erst im Laufe der Zeit und dank spezieller Nahrung färbt sich das Gefieder pink. Was aber essen die rosafarbenen Vögel, um diese charakteristische Färbung zu erlangen? Algen stehen ganz oben auf ihrem Speiseplan und ebenso Krebse. Sowohl Algen als auch Krebse enthalten spezielle Carotinoide und diese wiederum sind für das Farbwunder zuständig. Haben Sie schon einmal gezüchteten Lachs gegessen? Lachs, der gezüchtet wurde, aber keine künstlichen Farbstoffe unter seine Nahrung gemischt bekommen hat? Dann haben Sie sich bestimmt über die untypische Farbe gewundert – die bei näherem Hinsehen gar nicht so untypisch ist. Lachs ist nämlich eher grau bis dunkelgrau gefärbt. Außer er frisst carotinoidhaltige Nahrungsmittel oder bekommt künstliche Farbzusätze untergemischt.

Was sind aber überhaupt Carotinoide?

Bei Carotinoiden handelt es sich um bestimmte chemische Verbindungen in Lebensmitteln, die ihnen eine charakteristische, teilweise sehr lebendige Farbe verleihen – von einem satten Grün bis hin zu einem leuchtenden Rot, aber auch verschiedenste Farbmischungen zwischen Gelb und Orange. Denken Sie an die bunten Paprikaschoten, die in den verschiedensten Farben strahlen! Carotinoide sind dafür verantwortlich.

In der Natur gibt es mehr als 600 verschiedene Carotinoide, aber wir Menschen kennen nur sehr wenige davon, beispielsweise das überaus bekannte Betacarotin. Und auch in unserer Blutbahn zirkulieren nur etwa 10 verschiedene Carotinoide.

Beschäftigt man sich damit näher, findet man schnell heraus, dass es sich bei Carotinoiden um sekundäre Pflanzenstoffe handelt. Das sind chemische Verbindungen, die von den Pflanzen in einem Sekundärstoffwechsel gebildet werden. Was aber ist ein Sekundärstoffwechsel? Das sind prinzipiell alle Stoffwechselwege, die zwar wichtig, aber nicht direkt lebenserhaltend für den Organismus sind. Die Stoffwechselwege, die zu den lebenserhaltenden Prozessen des Organismus gehören, werden unter dem Namen Primärstoffwechsel zusammengefasst. Welche Aufgaben haben die sekundären Pflanzenstoffe und was passiert im Sekundärstoffwechsel? Die sekundären Pflanzenstoffe unterstützen bei der Abwehr von den verschiedensten Gefahren von außen – also beispielsweise schützen sie vor Schädlingen oder Fressfeinden, aber auch vor unterschiedlichen Umwelteinflüssen, wie einer zu starken Sonneneinstrahlung. Während sich Tiere bewegen, und auf diese Art und Weise vor Gefahren schützen können, sind Pflanzen sessil, also sesshaft. Das ist einer der Gründe, warum Pflanzen besonders viele dieser Substanzen, also der sekundären Pflanzenstoffe produzieren müssen.

Das Carotinoid besteht aus acht Isopreneinheiten. Ein Isopren ist ein ungesättigter Kohlenwasserstoff und damit der Ausgangspunkt für viele, wichtige Naturstoffe. Carotinoide werden in zwei größere Gruppen eingeteilt, und zwar in Carotine, welche nur aus Kohlenstoff- und Wasserstoffatomen bestehen, und in Xanthophylle. Xanthophylle entstehen durch die Addition einer Hydroxylgruppe, also einer funktionellen Gruppe aus einem Sauerstoff- und einem Wasserstoffatom, zu den Carotinoiden. Das klingt zwar recht komplex – wir haben es der Vollständigkeit wegen erwähnt, Sie müssen sich das natürlich nicht merken. Zu den Xanthophyllen zählt übrigens Lutein, eines der häufigsten Carotinoide von gelborangefarbener Farbe und Zeaxanthin. Und warum sind Carotinoide farbig? Aufgrund der konjugierten Doppelbindungen.

Astaxanthin ist jedenfalls ein Carotinoid. Das Carotinoid und seine Struktur wurde 1975 von einem britischen Wissenschaftler mit dem Namen Basil Weedon entschlüsselt und ist somit alles andere als neuartig. In der EU, aber auch in den USA ist es als Lebensmittelfarbstoff zugelassen. Astaxanthin unterliegt im Übrigen keiner arzneimittelrechtlichen Bestimmung, sondern kann als Nahrungsergänzungsmittel sowohl im Internet aber auch in Reformhäusern oder Apotheken gekauft werden, da es auch durch eine gute Ernährung sehr schwierig zu bekommen ist. Warum ist das so? Werfen wir einen Blick auf die Entstehung und das Vorkommen des Carotinoids.

h. Entstehung und Vorkommen von Astaxanthin

Astaxanthin wird von einer Mikroalge mit dem Namen Haematoccous Pluvialis produziert. Im deutschen Sprachraum wird die Alge auch Blutregenalge genannt. Die Süßwasseralge zählt zu den Grünalgen und ist mit maximal 0,05 mm doch recht klein. Sie ist von Gallertschichten umgeben. Sollten sich die Lebensbedingungen verschlechtern, kann sich die Alge in ein Dauerstadium begeben. Das heißt, sie bildet eine Zyste und diese hat aufgrund der Carotinoide – Astaxanthin beispielsweise – eine sattrote Farbe. Astaxanthin wird hier vor allem bei Nährstoffmangel gebildet, oder wenn sich die Alge vor UV-Strahlung schützen will. Es handelt sich also um einen Überlebensmechanismus der kleinen Alge.

Die kleine Blutregenalge findet man in vielen Teichen, kleinen Wasserlöchern, aber auch Weihwasserbecken. Entwickelt sich die Alge weiter, kann es aufgrund der Vermehrung zu einer blutroten Färbung kommen. Das wird dann „Blutregen" genannt und daher kommt auch die deutsche Bezeichnung der Alge.

Die wichtigste natürliche Quelle für die Gewinnung von Astaxanthin ist in der Tat die Blutregenalge, oftmals wird hier auf Algen aus Hawaii oder aber aus Israel zurückgegriffen. Auch können Meerestiere, welche die Algen verzehren, als Quellen herangezogen werden, beispielsweise Lachs oder Krill. Auf dieses Thema kommen wir allerdings zu einem späteren Zeitpunkt nochmals zu sprechen.

Interessanter Fakt:

Haben Sie schon einmal rot gefärbten Schnee im Gebirge gesehen? Dafür ist übrigens auch Astaxanthin verantwortlich. Allerdings sorgt hierfür nicht die Alge Haematoccous pluvialis, sondern eine Alge mit dem Namen Chlamydomonas nivalis. Dieses Phänomen wird tatsächlich auch Blutschnee genannt.

i. Warum Astaxanthin?

Bestimmt fragen Sie sich jetzt, welche Vorteile ein solches Carotinoid mit sich bringt und warum wir ein komplettes E-Book nur diesem einen Thema widmen. Die Frage ist berechtigt, ist es doch hauptsächlich für die charakteristische Farbe von Nahrungsmitteln oder Tieren zuständig. Da fragt man sich doch, welche Auswirkungen die Einnahme von Astaxanthin auf den Menschen haben soll.

Astaxanthin gibt dem Lachs aber nicht nur seine charakteristische Farbe. Es ist auch der Grund, warum der Lachs als der König der Ausdauer im gesamten Tierreich gilt. Denn Astaxanthin verleiht ebenso Kraft und Ausdauer und sorgt dafür, dass die Fische tagelang

Flüsse auf- und abwärts schwimmen können, ohne zu ermüden oder die Kälte zu spüren. Das durch die Nahrung aufgenommene Astaxanthin konzentriert sich nämlich hauptsächlich in den Muskeln des Lachses. Es wirkt wesentlich stärker als Betacarotin oder Lutein und die anderen Mitglieder derselben chemischen Familie. Astaxanthin ist deshalb für seine einzigartige Artillerie an antioxidativen Wirkstoffen bekannt und sorgt für viele, nicht zu unterschätzende gesundheitliche Vorteile. Auf diese und vieles mehr kommen wir in den nächsten Kapiteln zu sprechen.

Beginnen wir mit den Punkten, die Astaxanthin von den anderen Carotinoiden unterscheiden – also den Besonderheiten von Astaxanthin.

j. Die Besonderheiten von Astaxanthin

Astaxanthin ist derzeit eines der stärksten, verfügbaren Antioxidantien und hat dadurch gewisse Vorteile gegenüber anderen Antioxidantien. Es ist 10-mal effizienter als beispielsweise Zeaxanthin oder Lutein. Zeaxanthin ist ebenso wie Lutein ein sekundärer Pflanzenstoff, der in pflanzlichen Lebensmitteln wie grünem Gemüse vorkommt, und zählt damit auch zu den Carotinoiden. Wenn es um freie Radikale geht, gilt Astaxanthin als das stärkste Carotinoidantioxidans überhaupt. Das liegt auch daran, dass Astaxanthin ein reines Antioxidans ist. Astaxanthin weist keine prooxidativen Aktivitäten auf, sondern ist ein rein antioxidatives Molekül. Es wirkt dabei 65-mal stärker als Vitamin C oder 14-mal stärker als Vitamin E. Verglichen mit Betacarotin ist es 54-mal stärker. Bei der Neutralisierung von Singulettsauerstoff ist es 550-mal stärker als Vitamin E und 11-mal stärker als Betacarotin. Diese Daten und Fakten sind natürlich nicht uninteressant, was genau bedeuten sie aber im Hinblick auf die Wirkungsweise auf unseren Körper?

Astaxanthin lagert sich in den Zellkraftwerken, also den Mitochondrien und den Zellmembranen ein. Astaxanthin durchspannt die Membranen und schützt die darin befindlichen ungesättigten und mehrfach ungesättigten Fettsäuren vor den Angriffen und Schäden, ausgelöst durch die freien Radikale. Astaxanthin unterbindet damit nicht nur die Oxidation und damit die Entstehung von reaktiven oder toxischen Substanzen, welche dann in weiterer Form Zellbestände oder sogar die DNA schädigen könnten, sondern verbessert auch die zelleigenen antioxidativen Mechanismen. Dies geschieht vor allem durch die Ankurbelung der Produktion von Enzymen wie Peroxidase, Katalase und Superoxid-Dismutase.

Astaxanthin unterstützt unser Immunsystem. In einer klinischen Studie erwies es sich als entzündungshemmend und immunstimulierend. Vor allem die Aktivität der natürlichen Killerzellen, die auch Krebs bekämpfen oder virusinfizierte Zellen töten, wurde durch Astaxanthin angeregt. Man geht außerdem davon aus, dass auch tumortötende Zellen wie zytotoxische T-Zellen oder NK-Zellen aktiviert werden. Hierzu scheitert es aktuell aber noch an klinischen Studien, weshalb es keine verlässlichen Informationen zu der letztgenannten Thematik gibt.

ORAC steht kurz für Oxygen Radical Absorbance Capacity und ist eine bekannte Methode, um die antioxidative Kraft gegen bestimmte Radikale wie Peroxylradikale, Peroxylnitritradikale, Superoxidradikale, Hydroxylradikale oder Singulettsauerstoff messen zu können. Astaxanthin hat einen höheren ORAC-Wert als alle anderen antioxidativen Nahrungsmittel oder Supervitalstoffe.

Das klingt doch bisher sehr vielversprechend, oder etwa nicht? Lassen Sie uns einen Blick auf die Vorteile von Astaxanthin im Detail werfen.

k. Die Vorteile von Astaxanthin

<u>Astaxanthin sorgt für eine strahlend schöne Haut.</u>

Und zwar schützt es die Haut von innen. Zellschäden sind besonders schnell an unserer Haut bemerkbar. Gräulich wirkende, trockene Haut,

Falten oder Altersflecken sind nur einige Beispiele für die Auswirkungen von freien Radikalen auf unsere Haut. Obwohl Sonnenlicht für unsere Gesundheit wichtig ist, begünstigen UV-Strahlen auch die Entstehung von einigen Zellschäden. Nun kann Astaxanthin dabei helfen, den Zustand der Haut generell zu verbessern und Studien haben außerdem gezeigt, dass man sich dank Astaxanthin länger in der Sonne aufhalten kann, ohne dabei einen Sonnenbrand zu bekommen.

<u>Astaxanthin hilft bei der schnelleren Regeneration nach einem Muskelkater.</u>

Richtig gehört! Auch Sportler können aufatmen und sich von den Vorteilen von Astaxanthin überzeugen. Ein forderndes Workout führt nicht selten zu einem schmerzenden Muskelkater. Wer Sport betreibt, weiß, dass ein Muskelkater dazugehört. Aber derjenige weiß auch, dass das Training mit einem Muskelkater nicht annähernd so gut und produktiv ist, wie ohne Muskelkater. Deshalb versucht man die leidige Begleiterscheinung zu verhindern, was aber nicht immer möglich ist. Wodurch entsteht aber ein Muskelkater? Wenn Sie jetzt denken, dass er durch das fordernde Work-out entsteht, haben Sie grundsätzlich recht. Aber er entsteht eigentlich durch die freien Radikale, die während des intensiven Work-outs in unseren Muskeln freigesetzt werden. Ein Muskelkater ist in etwa so wie eine leichte Entzündung und je mehr wir uns sportlich betätigen und je anstrengender und intensiver das Sportprogramm ist, desto mehr freie Radikale werden festgesetzt. Und hier hilft Astaxanthin, mit seinen antioxidativen Eigenschaften, die freien Radikale schnellstmöglich aufzuspüren und zu neutralisieren.

<u>Astaxanthin schützt unser zentrales Nervensystem vor freien Radikalen.</u>

Astaxanthin hat den großen Vorteil, dass es die Blut-Hirn-Schranke überwinden kann. Aufgrund dieser Fähigkeit kann unser zentrales

Nervensystem vor den freien Radikalen geschützt werden. Die ersten Forschungsergebnisse sind ebenso vielversprechend, denn sie zeigten, dass die Gabe von Astaxanthin vor Erkrankungen wie Demenz oder Alzheimer schützen kann.

<u>Astaxanthin hilft bei Magenbeschwerden und ist aktiv im Kampf gegen Helicobacter pylori.</u>

Bei häufigen Magenbeschwerden wie Magenschmerzen, Sodbrennen, Übelkeit und Erbrechen, aber auch bei Völlegefühl kann die Einnahme von Astaxanthin positive Effekte bringen. Ein häufiger Grund sind nämlich Bakterien mit dem Namen Helicobacter pylori, die sich in unserem Magen ansiedeln und dort entzündliche Prozesse hervorrufen können.

<u>Astaxanthin unterstützt das Immunsystem, beugt Entzündungen vor, und bekämpft diese.</u>

Eine Entzündung im Körper ist nicht grundsätzlich schlecht. Dabei handelt es sich eher um ein Zeichen dafür, dass Ihr Immunsystem funktioniert und arbeitet. Denn bei einer Entzündung handelt es sich auch um einen Heilungsprozess. Unser Körper versucht die ungebetenen Gäste aus unserem Organismus zu entfernen, weshalb der entzündliche Prozess auch als Reaktion unseres Immunsystems angesehen werden kann. Wird die Entzündung allerdings chronisch, ist dies natürlich alles andere als gut. Chronische Entzündungen können nämlich die Grundlage für viele Erkrankungen darstellen, beispielsweise Asthma oder Arthrose, demenzielle Erkrankungen oder Morbus Crohn, Krebs oder Diabetes, aber auch für Schlaganfälle oder Herzerkrankungen. Astaxanthin hilft nämlich gegen Entzündungen, da es stark entzündungshemmend wirkt. Nicht nur in einer Akutphase, also bei bestehender Entzündung, sondern auch als Prophylaxe ist Astaxanthin beliebt und oftmals sogar die erste Wahl.

<u>Astaxanthin wirkt sich positiv auf den Blutdruck aus und schützt unser Herz.</u>

Wie Sie bereits im ersten Kapitel gelesen haben, hat sich unsere Lebensweise grundlegend verändert und die doch eher ungesunde Art zu leben begünstigt die Entstehung, aber auch die Vermehrung weiterer freier Radikale in unserem Körper. Die Anzahl an Herzleiden steigt stetig an. Im deutschsprachigen Raum sterben immer noch alle 35 Sekunden Menschen an einer Herz-Kreislauf-Erkrankung. Damit sind Herz-Kreislauf-Erkrankungen immer noch die Spitzenreiter an lebensbedrohlichen Krankheiten. Sie haben nämlich nach wie vor mehr Menschen auf dem Gewissen als viele andere Todesursachen zusammen – Krebs, Diabetes, chronische Erkrankungen der unteren Atemwege und Unfälle beispielsweise. Doch kann auch hier Astaxanthin helfen – die antioxidative und entzündungshemmende Wirkungsweise sorgt dafür, dass sich Blutgefäße entspannen können und dadurch den Blutfluss verbessern. Der Blutdruck kann dadurch ebenso gesenkt werden und die Risikofaktoren für einen Herzinfarkt oder Schlaganfall können deutlich minimiert werden. Hierzu gibt es auch Studienergebnisse, die zeigen, dass bei den Versuchspersonen sowohl der systolische als auch der diastolische Blutdruck deutlich gesunken sind.

<u>Astaxanthin könnte möglicherweise unterstützend bei Krebs eingesetzt werden.</u>

Im Zusammenhang mit Krebs gibt es bislang nur Tierstudien. Diese zeigten an Ratten gute Resultate – das Tumorwachstum wurde eingeschränkt und die Verbreitung deutlich vermindert. Doch wird es noch einige Jahre dauern, bis es hier erste Studien und vor allem auch Resultate bei der begleitenden Behandlung mit Astaxanthin geben wird. Betacarotin wird positiv im Zusammenhang mit Krebs genannt. Eine erhöhte Zufuhr wirkt sich positiv auf die Nichtentstehung von Krebs aus – das zeigen über 200 Studien. Wenn man nun bedenkt, dass Astaxanthin 54-mal so stark ist wie Betacarotin, könnte man meinen, dass Astaxanthin auch hier ein effektives Mittel sein könnte. Wir warten gespannt auf die ersten Studien und deren Ergebnisse.

Astaxanthin ist kein Wundermittel und auch kein Allheilmittel, aber es kann aufgrund der vielen, gesundheitlichen Vorteile als ideale Ergänzung zu einem gesunden Lebensstil beitragen.

In diesem Überblick finden Sie nochmals einige wesentliche Punkte über Astaxanthin, die für die Ergänzung sprechen:

- Astaxanthin kann Ihr Hautbild verbessern.

- Astaxanthin kann Falten vorbeugen und reduzieren.

- Astaxanthin kann der vorzeitigen Alterung entgegenwirken.

- Astaxanthin kann als eine Art UV-Schutz von innen wirken und kann außerdem für einen gesunden Hautton sorgen.

- Astaxanthin kann das Immunsystem stärken und unterstützen.

- Astaxanthin kann Demenz vorbeugen.

- Astaxanthin kann das Kurzzeitgedächtnis verbessern.

- Astaxanthin kann Krebs vorbeugen.

- Astaxanthin kann die Körperzellen vor einer Entartung schützen und damit das Krebsrisiko senken.

- Astaxanthin kann Rückenschmerzen lindern.

- Astaxanthin kann Muskel- und Gelenkschmerzen lindern.

- Astaxanthin kann die Fruchtbarkeit beim Mann verbessern.

- Astaxanthin kann die Qualität und die Funktion des Spermas verbessern.

- Astaxanthin kann bei Problemen der Prostata helfen.

- Astaxanthin kann Sodbrennen lindern, das oft durch Helicobacter pylori ausgelöst wurde.

- Astaxanthin kann Ihre Ausdauer steigern.

- Astaxanthin kann die sportliche Leistungsfähigkeit um bis zu 50 % steigern.

- Astaxanthin kann das Herz-Kreislauf-System unterstützen und zu dessen Gesunderhaltung beitragen.

- Astaxanthin kann zu einer Verbesserung der Insulinresistenz beitragen und Diabetes auf diese Art entgegenwirken.

- Astaxanthin kann vor verschiedensten Augenerkrankungen schützen – von grauem Star bis hin zu Makulardegeneration.

- Astaxanthin kann das Auge vor oxidativen Stress, erzeugt durch Bildschirmarbeit oder Fernsehen, schützen.

- Astaxanthin kann ein schnelleres Hin und Her zwischen Nah- und Fernsehen unterstützen.

- Astaxanthin kann bei Fibromyalgie helfen.

- Astaxanthin kann bei Neurodermitis und Hauterkrankungen unterstützend wirken.

- Astaxanthin kann bei Schmerzen und Entzündungen in Verbindung mit Rheuma und Arthritis helfen.

- Astaxanthin kann bei Beschwerden im Zusammenhang mit Gastritis unterstützend wirken.

- Astaxanthin kann bei chronisch-entzündlichen Leiden, wie Tennisarm oder Karpaltunnelsyndrom Verbesserungen erzielen.

5. Die Einnahme von Astaxanthin

Wie bei allen anderen Nahrungsergänzungsmitteln auch, ist es nicht so, dass Sie beliebig viel Astaxanthin zu sich nehmen sollten, es aber dennoch keine allgemeingültige Beschränkung gibt. Aktuell gibt es verschiedenste Empfehlungen, an die man sich halten sollte und auch verschiedene Dinge, die man bei der Einnahme bedenken sollte.

Die tatsächliche Höhe der Dosis ist vor allem von der jeweiligen Lebenssituation und dem aktuellen Gesundheitszustand abhängig. Man geht aktuell davon aus, dass 4 mg Astaxanthin für einen „normalen, gesunden" Menschen ausreichend sein sollten. Rauchern oder chronisch kranken Menschen wird eine etwas höhere Dosis von 12 mg empfohlen, um dem zusätzlichen Stress entgegenzuwirken. Gerade bestimmten Risikopersonen kann eine Einnahme von Astaxanthin empfohlen werden. Dazu zählen übergewichtige Personen, Menschen mit hohem Blutdruck oder Arteriosklerose sowie Menschen, die von Augenproblemen betroffen sind. Wenn Sie regelmäßig Alkohol trinken, ist Astaxanthin ebenso empfehlenswert. Aber auch Menschen, die viel Zeit vor dem Computerbildschirm oder Fernseher verbringen, viel reisen / fliegen oder besonders viel Stress im Alltag haben, können von den Vorteilen des Antioxidans profitieren. Wenn Sie körperlich schwer arbeiten oder viel Sport treiben bzw. Leistungssport ausüben, kann Astaxanthin nicht nur Ihre Lebensqualität steigern, sondern auch starken oxidativen Stress vorbeugen.

Wichtig ist dabei, dass Sie auf Ihren Körper und Ihre aktuellen Lebensumstände Rücksicht nehmen. Wenn Sie bei der Einnahme von Nahrungsergänzungsmitteln auf den gesunden Hausverstand hören, kann eigentlich nicht viel schiefgehen: Fühlen Sie sich gestresst und müde oder sind Sie auf Reisen? Verbringen Sie beruflich oder privat viel Zeit vor dem Computer oder hetzen Sie tagsüber von einem Termin zum nächsten? Dann intensivieren Sie kurzfristig die Einnahme von Astaxanthin, um so dem höheren oxidativen Stress entgegen zu wirken. Ihr Körper wird Ihnen aufgrund des höheren Verbrauchs an Antioxidantien danken.

Auch haben sich ein- bis zweimal im Jahr Astaxanthin-Kuren bewährt. Dazu wird in der Ladephase eine höhere Dosis von 12 bis 24 mg eingenommen, um den Speicher in unserem Körper schneller aufzufüllen und auch, um für eine schnellere Wirkung zu sorgen. Danach kann man die Dosierung – je nach Lebensstil – wieder auf 4 bis 12 mg reduzieren, um die Versorgung stabil und aufrechtzuerhalten. Studien zufolge haben Menschen die Einnahme von Astaxanthin über längere Zeiträume – in manchen Berichten ist von mehreren Wochen bis hin zu mehreren Monaten die Rede - problemlos vertragen.

Die Einnahme von Astaxanthin ist unabhängig von der Tageszeit. Es ist weniger wichtig, ob Sie Astaxanthin am Morgen, zum Mittagessen, abends oder kurz vor dem zu Bett gehen einnehmen, denn das Carotinoid wird zu jeder Tageszeit gleich gut aufgenommen und verarbeitet. Astaxanthin lagert sich bei einer längerfristigen Einnahme in unserem Körper ein und muss demnach nicht morgens eingenommen werden, um „durch den Tag zu helfen" – das ist leider ein nach wie vor oft verbreiteter Irrglaube, den wir nach umfangreicher Recherche nicht bestätigen können. Eine Empfehlung zur Einnahme von Astaxanthin gibt es jedoch: Da Astaxanthin fettlöslich ist und auch nur in einem fettigen Milieu von unserem Körper aufgenommen wurde, befindet sich in den meisten Kapseln Öl – entweder Olivenöl oder aber auch Distelöl. (Die Produkte aus Hawaii enthalten oft Distelöl, die Produkte aus Israel hingegen Olivenöl.)

Aufgrund dieser Kombination mit dem Öl sollte die Einnahme auch ohne Mahlzeiten problemlos gelingen, aber idealerweise sollte man Astaxanthin zu einer Mahlzeit einnehmen, bei der auch Fett eine wichtige Komponente darstellt. Eine Verbindung mit Omega-

3-Fettsäuren hat sich besonders bewährt. Nehmen Sie doch eine Kapsel zum leckeren Thunfischsalat, dem gegrillten Lachs oder dem gebackenen Karpfen ein! Viele Fischarten sind reich an Omega-3-Fettsäuren und damit ideal in Verbindung mit der Astaxanthin-Einnahme.

An dieser Stelle ist auch anzumerken, dass Astaxanthin ein wirklich vielversprechendes Nahrungsergänzungsmittel ist, welches in gewisser Weise anderen Supplements überlegen zu sein scheint. Dennoch kann und soll es eine gesunde Lebensführung nicht komplett ersetzten. Achten Sie deshalb auf eine gesunde, abwechslungsreiche Ernährung, ausreichend Schlaf und Erholung sowie viel Bewegung an der frischen Luft mit gelegentlichen Aufenthalten in der Sonne.

Bei Astaxanthin gilt übrigens, dass es in unserem Körper – genauer gesagt in unserer Haut und in unseren Muskeln - gespeichert wird. Deshalb verstärken sich auch die Vorteile, wenn man Astaxanthin über einen längeren Zeitraum und vor allem regelmäßig einnimmt.

l. Die Nebenwirkungen von Astaxanthin

Kann jeder Astaxanthin einnehmen oder gibt es Beschränkungen? Hat das Nahrungsergänzungsmittel irgendwelche Nebenwirkungen?

Der Richtigkeit halber muss man hier mit einem vorsichtigen „Jein" antworten, das allerdings eher in Richtung „Nein" neigt. Nebenwirkungen sind nämlich bisher nicht bekannt – zumindest keine gefährlichen. Da es bisher noch nicht wirklich viele Studien zum Thema Astaxanthin gibt, kann man grundsätzlich noch nicht mit einer hundertprozentigen Sicherheit sagen, dass es auch keine Nebenwirkungen geben wird. Dennoch muss an dieser Stelle angemerkt werden, dass es bislang nur eine einzige, bekannte Nebenwirkung gibt: die Färbung der Handflächen oder Fußsohlen. Diese können je nach Überdosierung dunkelgelb, hellorange bis hin zu kräftig Orange erscheinen.

Dies ist allerdings erst dann zu befürchten, wenn man die empfohlene Tagesdosis bei Weitem überschreitet. Dabei soll es sich Experten zufolge aber auch nur um ein rein optisches Manko halten, nicht aber um direkte, beeinträchtigende oder gar negative Auswirkungen auf unsere Gesundheit. Demnach handelt es sich bei diesem Nahrungsergänzungsmittel um ein wirklich sehr vielversprechendes Produkt, das wir getrost empfehlen können.

m. Einige Hinweise zur Einnahme von Astaxanthin

Es gibt bisher nur einige, wenige Studien zum Thema Astaxanthin im Speziellen, aber weitaus mehr Studien über die Wirkungsweise von Carotinoiden generell. Deshalb soll hier in diesem Kapitel nochmals auf die wichtigsten Erkenntnisse eingegangen werden, um eventuell auftretende Fragen zu klären oder zusätzliche Erkenntnisse zu liefern.

<u>Astaxanthin und Milchprodukte</u>

Milchprodukte sind wichtig für uns Menschen, denn sie sorgen für starke Knochen, gesunde Zähne und außerdem beugen sie nachweislich Osteoporose vor. Milch ist nicht für uns Menschen geeignet, sondern wird von der Kuh für die Versorgung der Kälber mit den wichtigsten Nährstoffen für deren erste Lebensmonate produziert. Milchprodukte rufen Entzündungen in unserem Körper hervor und sollten daher nicht konsumiert werden. Bestimmt ist Ihnen diese Diskussion bekannt. Aber machen Sie sich keine Sorgen – wir wollen hier nicht die Vor- und Nachteile oder die Sinnhaftigkeit von Milchkonsum diskutieren.

Doch gibt es einen Punkt, den wir Ihnen im Zusammenhang mit der Supplementierung von Astaxanthin nicht verheimlichen möchten. Astaxanthin verträgt sich nämlich nicht wirklich gut mit unseren (geliebten oder weniger geliebten) Milchprodukten. In Milch sind zwei verschiedene Arten von Proteinen, also Eiweißen, enthalten: einerseits Whey, also Molkenprotein und andererseits Kasein. Whey ist unproblematisch, aber vergangene Studien haben gezeigt, dass das Protein Kasein bestimmte Antioxidantien bindet und dadurch unwirksam macht. Astaxanthin ist eines der Antioxidantien, die davon betroffen sind. Dieser Zusammenhang ist nicht nur bei dem Antioxidans Astaxanthin auffällig, sondern ist in Studien auch bei Anthocyanen, das sind ebenso sehr wirksame sekundäre Pflanzenstoffe, aufgetreten.

Vermengt man also beispielsweise Erdbeeren oder Heidelbeeren – beide haben einen hohen Gehalt an natürlichen Antioxidantien - mit Joghurt, konnte man beobachten, wie die von uns so geschätzten Inhaltsstoffe ihre Wirkung beinahe um die Hälfte verloren. Das liegt daran, dass die Antioxidantien an das Kasein gebunden waren. Die Studienlage ist etwas kompliziert und man kann aufgrund dieser Ergebnisse nicht auf eine komplette Unwirksamkeit schließen, aber es ist empfehlenswert, dass zwischen der Einnahme des Astaxanthins und der Konsumation von Milchprodukten zu mindestens einige Stunden liegen, um hier keinen Verlust der Wirkungsweise zu riskieren. Da Kasein eher langsam verdaut wird und demnach eher lange in unserem Verdauungstrakt bleibt – wir rechnen hier mit mindestens sechs Stunden oder gar länger - dauert es, bis es von unserem Körper komplett absorbiert wurde. Deshalb ist empfehlenswert, Astaxanthin vor Milchprodukten zu konsumieren.

Hinweis: Laktosefreie Produkte sind in diesem Fall keine Alternative! Oft wird angenommen, dass laktosefrei gleichzeitig auch kaseinfrei bedeutet – das ist leider nicht der Fall, weshalb wir hier an dieser Stelle darauf hinweisen müssen, dass laktosefreie Milchprodukte in Kombination mit Astaxanthin keine Alternative darstellen. Tiermilchfreie, also pflanzliche Alternativprodukte können natürlich verwendet werden. Für Kaffee empfiehlt sich beispielsweise Sojamilch, da diese einen recht neutralen Eigengeschmack hat. Sie können aber auch andere pflanzliche Alternativen testen wie Mandel-, Reis- oder Hafermilch.

Astaxanthin und die Einnahme von Medikamenten

In Studien zeigte sich ein Effekt auf bestimmte Leberenzyme. Wurde Astaxanthin eingenommen, konnte man einen Anstieg von den Cytochrom P450-Enzymen erkennen. Diese Proteine können in allen Organen vorkommen, hauptsächlich aber in den Leberzellen. Dort sind sie vor allem für die Oxidation körpereigener und körperfremder Substanzen, also beispielsweise Arzneimittel, zuständig. Es könnte hier zu einem beschleunigten Abbau kommen, da diese in Folge schneller zerlegt werden. An dieser Stelle möchten wir anmerken, dass dies die Wirkung beeinträchtigen könnte, aber nicht muss. Bisher wurde eine negative Interaktion mit Medikamenten ausgeschlossen.

Vorsicht bei bekannten (oder noch nicht bekannten) Allergien

Aufpassen sollten Sie, wenn Sie einerseits eine Allergie auf Krustentiere haben. Da Astaxanthin manchmal nicht direkt aus den Algen gewonnen wird, dafür aber aus Krustentieren, ist es besonders wichtig, dass Sie hier vorab die Quelle überprüfen. Bei einer bekannten Allergie empfehlen wir beim Kauf unbedingt auf Astaxanthin direkt aus der Mikroalge Haematococcus Pluvialis zu achten. Wurde dieses nämlich aus Kurstentieren gewonnen, könnte die Einnahme der Kapseln zu einer allergischen Reaktion wie Hautausschlag führen.

Aufpassen sollten Sie aber auch, wenn Sie auf bestimmte Pflanzen der Asteraceae-Familie allergisch sind. Sind Sie beispielsweise auf Korbblütler, oder auch Asterngewächse genannt, allergisch? Dazu zählen unter anderem Artischocken, Löwenzahn oder Chicorée, Arnika oder Wermut. Dann ist bei der Auswahl eines geeigneten Astaxanthin-Produktes ebenso Vorsicht geboten. Eine Allergie gegen Korbblütler ist nämlich gar nicht so unüblich, wie Sie vielleicht meinen würden – man muss dabei übrigens auch nicht auf jedes Asterngewächs reagieren, sondern nur auf einige Sorten.

Was hat das nun mit Astaxanthin zu tun? Nun, es gibt keinen direkten Zusammenhang, aber wenn man einen Blick auf die Inhaltsstoffe von Astaxanthin-Kapseln wirft, sollte der Grund für die Nennung hier im E-Book klarer erscheinen. Viele Kapseln enthalten neben Astaxanthin nämlich auch Vitamin E, Gelatine, Olivenöl oder Distelöl. Und Distelöl wird üblicherweise aus der Färberdistel gewonnen und die Färberdistel gehört zur Familie der Korbblütler, ist also asternartig. Demnach ist es gar nicht so selten, dass Menschen auf Astaxanthin-Kapseln mit Juckreiz oder kleineren Hautausschlägen reagieren. Ursächlich ist allerdings nicht das Astaxanthin, sondern das in den Kapseln enthaltene Distelöl. Die Lösung ist naheliegend: Wenn Sie auf Korbblütler allergisch sind, achten Sie beim Kauf des Supplements darauf, dass dieses ohne Distelöl auskommt. Alternativ wird dann Olivenöl anstatt Distelöl verwendet. Bei den Produkten aus Israel wird häufig auf Olivenöl zurückgegriffen, während man bei den Produkten aus Hawaii oft auf Distelöl setzt. Ein kurzer, prüfender Blick auf die Liste mit den Inhaltsstoffen sollte hier aber die notwendige Aufklärung bieten. Wenn Sie das Astaxanthin online kaufen und es sich dabei um ein Produkt aus dem Ausland handelt, könnte es sein, dass Sie anstatt Distelöl „safflower oil", also die englische Bezeichnung des Öls, aufgelistet finden. Sollte es keine Auflistung der Inhaltsstoffe geben, halten Sie von dem Produkt Abstand.

Schilddrüsenprobleme und Astaxanthin

In einigen Kreisen hört man über eine Veränderung der Schilddrüsenaktivität nach der Einnahme von Astaxanthin. Hier wurde oft darauf geschlossen, dass die Einnahme des Nahrungsergänzungsmittels zu einer Überfunktion der Schilddrüse führen könnte. In einigen Fällen ist es aber durchaus so, dass Astaxanthin eine Wirkung auf die Schilddrüse hat, diese aber allerdings eher von positiver Natur ist. Es gibt bislang keine Hinweise darauf, dass die Einnahme von Antioxidantien zu einer Beeinflussung der Schilddrüse führen könnte. Außer man leidet an Hashimoto.

Bei Hashimoto handelt es sich um eine Autoimmunerkrankung der Schilddrüse. Die Schilddrüse wird dabei langsam vom Körper selbst zerstört und ist meist ständig entzündet. Eine entzündete Schilddrüse ist auch eine geschwächte Schilddrüse. Die Folge ist eine Unterfunktion, was auch bedeutet, dass nicht mehr ausreichend Hormone produziert werden können. Hier werden dann Medikamente gegen diese Unterfunktion eingesetzt. Nun ist es so, dass sich die Schilddrüse durch die entzündungshemmenden Eigenschaften des Astaxanthins erholen könnte. Dann produziert diese auch wieder mehr Schilddrüsenhormone, und eigentlich würde dann ein geringerer Bedarf an Medikamenten gegen die Unterfunktion bestehen.

Oftmals wird die Dosierung der Medikamente nicht reduziert, sondern bleibt unverändert. Demnach produziert die Schilddrüse selbst wieder Hormone bei gleichzeitiger Einnahme von Medikamenten gegen eine Unterfunktion – das kann zur Entstehung einer Überfunktion führen. Da dieser Fall schon des Öfteren beobachtet wurde und auch in Internetforen und Communitys von dieser Erfahrung berichtet wurde, ist im Falle einer Schilddrüsenerkrankung oder bei Auftreten von einer Schilddrüsenüberfunktion nach der Einnahme des Nahrungsergänzungsmittels unbedingt abzuklären, ob Hashimoto die Ursache sein könnte!

Achtung! Wurde natürliches Astaxanthin aus der Mikroalge Haematococcus Pluvialis eingenommen, wurden bislang *keine* dieser Nebenwirkungen festgestellt:

- Astaxanthin hat keinerlei Anzeichen für Giftigkeit.

- Astaxanthin interagiert nicht negativ mit Lebensmitteln.

- Astaxanthin interagiert nicht negativ mit anderen Nahrungsergänzungsmitteln.

- Astaxanthin interagiert nicht negativ mit Medikamenten.

<u>Abschließender Hinweis</u>

Wir übernehmen keine medizinische Beratung, sondern geben lediglich das von uns sorgfältig zusammengesammelte Wissen über das Nahrungsergänzungsmittel und Antioxidans Astaxanthin an Sie weiter. Das ersetzt kein Gespräch mit einem Arzt. Sollten Sie körperliche oder psychische Beschwerden haben, suchen Sie hier vorab ein klärendes Gespräch, bevor Sie auf Nahrungsergänzungsmitteln zurückgreifen. Deshalb bitten wir Sie auch eindringlich, bei sämtlichen Unklarheiten, gesundheitlichen Fragestellungen und Problemen unbedingt mit dem Arzt Ihres Vertrauens Rücksprache zu halten, und auch eine mögliche Supplementierung anzusprechen.

n. Die Bezugsquellen von Astaxanthin

Mittlerweile gibt es verschiedenste Bezugsquellen von Astaxanthin. Die Kapseln können sowohl in der Apotheke als auch im Reformhaus oder Drogeriemarkt gekauft werden und auch online vertreiben verschiedenste Onlinestores Astaxanthin. Hierbei kann es leider zu erheblichen Qualitätsunterschieden kommen, was an den verschiedenen Gewinnungsverfahren des Astaxanthins liegt. Neben dem natürlich gewonnenen Astaxanthin aus der Mikroalge Haematococcus Pluvialis. Das ist die beste Quelle und darauf sollen Sie beim Kauf von Astaxanthin Wert legen.

Es gibt auch Präparate, welche Astaxanthin aus Lachs, aus genmanipulierten Pilzen oder überhaupt synthetisches, also künstliches, Astaxanthin enthalten. All diese Quellen sind nicht empfehlenswert. Handelt es sich bei dem Astaxanthin aus Lachs, um Astaxanthin aus Wildlachs, kann davon ausgegangen werden, dass sich der Wildfisch von natürlichem Astaxanthin ernährt. Oftmals handelt es sich aber bei den Lachsen um Fische in Zuchtbecken, und diese Tiere erhalten Astaxanthin aus den genmanipulierten Pilzen – demnach ist die Quellenangabe hier oftmals sogar irreführend. Legen Sie beim Kauf Wert auf die Quelle, um auch tatsächlich von den vielen Vorteilen des „Wundermittels" profitieren zu können.

Wieso ist es aber überhaupt wichtig, natürliches und nicht etwa synthetisches Astaxanthin zu beziehen? In erster Linie sind wir natürlich der Meinung, dass ein natürliches Produkt einem künstlich hergestellten Produkt vorzuziehen ist. Gibt es keine Alternative, die in der Natur vorkommt, bleibt auch dem bewusstesten Menschen nichts anderes über, als die synthetische Variante zu kaufen. Bei Astaxanthin haben wir aber die Wahl und entscheiden uns deshalb für das natürlich vorkommende Astaxanthin aus der Mikroalge Haematococcus Pluvialis.

Dieses enthält 80 % an Fettsäuren gebundenes Astaxanthin, 5 % freies Astaxanthin, 6 % Betacarotin, 5 % Canthaxanthin und 4 % Lutein. Canthaxanthin ist auch ein orangeroter bis roter Farbstoff, der fettlöslich ist und zu der Gruppe der Xanthophylle gehört, und demnach ebenso wie Astaxanthin, Betacarotin und Lutein ein Carotinoid ist. Bei dem natürlichen Astaxanthin handelt es sich fast ausschließlich um verestertes Astaxanthin. Was bedeutet das? Im Falle einer Veresterung ist das Astaxanthin mit einem oder mehreren Fettsäuremolekülen kombiniert. Das wiederum bedeutet, dass es eine höhere Stabilität hat und außerdem bessere biologische Funktionen hat, als das Astaxanthin, das nicht verestert ist.

Natürliches Astaxanthin wirkt mehr als 20-mal so stark wie synthetisches Astaxanthin. Da in der natürlichen Zusammensetzung des Antioxidans nicht nur Astaxanthin, sondern auch Betacarotin, Canthaxanthin und Lutein enthalten sind, wird die Wirkung dadurch verstärkt. Natürliches Astaxanthin wird hauptsächlich in Hawaii oder Israel gewonnen – beide Quellen sind gleichermaßen empfehlenswert!

Auch beziehen sich die bereits durchgeführten Studien, die wirkungsvolle Vorteile zeigten, auf das natürlich vorkommende Astaxanthin. Einen Hinweis auf eine idente Wirkungsweise des synthetischen Astaxanthins ist nicht gegeben. Auch ist synthetisches Astaxanthin nicht für unseren Konsum vorgesehen – so wird es oft als Futtermittelzusatzstoff verwendet und Lachsen, Garnelen oder Hühnern verabreicht. Im letzten Fall soll es für eine schönere Gelbfärbung des Eidotters sorgen. Synthetisches Astaxanthin ist eine wesentlich günstigere Alternative zu natürlichem Astaxanthin, und dient hauptsächlich als Farbstoff, um eine intensivere, attraktivere Färbung von Fleisch, Fisch oder Eiern zu erlangen.

Bei synthetischem Astaxanthin handelt es sich auch nicht um verestertes Astaxanthin. Die synthetische Version des Astaxanthins ist aktuell auch nicht für den Menschen als Nahrungsmittel zugelassen.

An dieser Stelle nochmals ein kurzer Verweis auf den Unterkapitel k) genannten Hinweis – sollten Sie allergisch auf Korbblütler sein, bitten wir Sie, bei dem Kauf von Astaxanthin auf eine Variante auf Olivenölbasis zu schauen. Meistens handelt es sich bei dem Astaxanthin aus Israel um Kapseln mit Olivenöl!

<u>Astaxanthin aus Hefepilzen</u>

Immer öfter hört man auch von einem Astaxanthin, das nicht aus Mikroalgen gewonnen wird, sondern aus Hefepilzen, genauer gesagt aus mutierten Stämmen eines Hefepilzes mit dem Namen Phaffia Rhodozyma. Die chemische Struktur des Astaxanthins aus den Mikroalgen ist komplett anders als die chemische Struktur des Astaxanthins aus dem Hefepilz. Die Hersteller verwenden hier UV-Licht, Gammastrahlung oder aber mutagene Chemikalien, um Mutationen zu produzieren. Astaxanthin aus dem Hefepilz Phaffia Rhodozyma ist nicht verestert. Demnach sei an dieser Stelle auch angemerkt, dass wir Astaxanthin aus dem Hefepilz nicht weiterempfehlen können, sondern hier auf das Originalprodukt aus der Mikroalge verweisen möchten.

<u>Astaxanthin für Veganer</u>

Wenn Sie sich vegan ernähren, können Sie natürlich auch Astaxanthin einnehmen. Je nachdem, wie streng Sie sich an die Regeln halten, möchten wir hier gerne darauf hinweisen, dass es auch hochwertiges Astaxanthin gibt, dessen Kapseln nicht aus Gelatine erzeugt wurden und demnach auch für Veganer geeignet ist. Die Kapseln werden dann aus anderen Pflanzenstoffen hergestellt und können ohne Bedenken verzehrt werden.

<u>Astaxanthin in Nahrungsmitteln</u>

In bestimmten Nahrungsmitteln ist Astaxanthin auch von Natur aus enthalten. Hierbei handelt es sich allerdings nur um Spuren des Antioxidans – demnach nicht um eine ausreichende Menge, die zu gesundheitlichen Vorteilen führen würde. Folgende Lebensmittel können Spuren von Astaxanthin enthalten: Hummer, Krabben, Garnelen, Kaviar, Lachs, Forellen, Rotbrassen, Karotten, rote Paprika oder andere Obst- oder Gemüsesorten mit einer roten Pigmentierung. Eine kleine interessante Information am Rande: 1938 wurde Astaxanthin übrigens zum ersten Mal im Labor gewonnen – damals aus Hummer.

Wildlachs hat einen recht hohen Gehalt an Astaxanthin von etwa 20 mg pro Kilogramm. Um jedoch 4 mg Astaxanthin aufzunehmen, müssten Sie rund 200 g Lachs pro Tag essen – das könnte auf Dauer langweilig werden, ist aber zwischendurch eine gute Zusatzquelle.

o. Die besten Nahrungsergänzungsmittel und die Kombination von Astaxanthin mit anderen Nahrungsergänzungsmitteln

Viele Menschen haben das Bedürfnis, nicht nur ein Nahrungsergänzungsmittel einzunehmen, sondern möchten an mehreren „Baustellen" gleichzeitig arbeiten. Wie schon am Beginn dieses E-Books beschrieben, sollte man sich auf jeden Fall vorab Gedanken machen und versuchen zu eruieren, warum man überhaupt Nahrungsergänzungsmittel einnehmen möchte. Nochmals der Hinweis: Ein bunter Cocktail aus den verschiedensten Nahrungsergänzungsmitteln kann und soll eine gesunde und ausgewogene Ernährung nicht ersetzen, sondern im besten Falle ergänzen. Als Ergänzung können Sie natürlich auch verschiedenste Supplements kombinieren. In der Kombination mit Astaxanthin haben sich einige Nahrungsergänzungsmittel besonders bewährt. Diese bewährten Kombinationsmöglichkeiten möchten wir uns in diesem Kapitel näher ansehen.

<u>Astaxanthin und OPC – das Power-Duo</u>

Neben Astaxanthin zählt auch OPC zu den stärksten bekannten Antioxidantien. Man möge nun meinen, dass sich diese beiden einen unerbittlichen Kampf liefern, doch ist es eher so, dass sich die beiden Vitalstoffe gegenseitig unterstützen können. OPC ist übrigens die Abkürzung von Oligomere Proantocyanidine. Das ist ebenfalls ein sekundärer Pflanzenstoff, diesmal allerdings aus der Gruppe der Flavanole. Diese kommen vor allem in Schalen, Rinden, Kernen oder Blättern von Pflanzen vor. Viele OPCs kann man zwischen der Haut und Schale von Traubenkernen finden – daher auch der Name Traubenkernextrakt.

Im Herbst färben sich die Blätter rötlich – hier sehen wir OPC in der Natur. Traubenkernextrakt gilt als besonders wichtig im Bereich Anti-Aging, ist bekannt für die Prävention von Allergien und sagt Herz-Kreislauf-Problemen den Kampf an. Braucht man aber wirklich zwei Antioxidantien? Welches der beiden ist besser in der Wirkung? Unsere Körperzellen sind von Zellmembranen umgeben. Freie Radikale greifen auf der Innen- und Außenseite, aber auch im Zwischenraum der Membran Moleküle an. OPC ist sowohl fett- als auch wasserlöslich und kann deshalb sowohl an der Innen- als auch an der Außenseite freie Radikale abfangen. Astaxanthin wirkt ergänzend im Zwischenraum, ist allerdings nur fettlöslich.

Wie auch Astaxanthin selbst kann OPC die Blut-Hirn-Schranke überwinden. Im Gegensatz zu Astaxanthin wird Traubenkernextrakt unter anderem zu der neuronalen Behandlung von ADHS eingesetzt. Würde man nur auf den ORAC-Wert, den wir bereits zuvor angesprochen haben, schauen, würde man fast meinen, dass OPC wesentlich besser und effektiver ist als Astaxanthin – immerhin ist es mit einem Wert von rund 250.000 klarer Sieger. Astaxanthin kommt in etwa auf einen Wert von 15.800. Der ORAC-Wert ist nicht unbedingt zuverlässig - er misst die antioxidative Kapazität nur an einem wasserlöslichen freien Radikal, demnach kann man hier keine genauen Vergleiche aufstellen und auch keine genauen Ergebnisse gewinnen.

Traubenkernextrakt gilt als natürlicher Kollagenverstärker in unserem Körper – Kollagen ist einer der Bestandteile unseres Bindegewebes und gleicht optisch einer Art Strickleiter. OPC kann hier die kaputtgegangenen „Sprossen" ersetzen und auch ist es in der Lage unser Blut auf natürliche Weise zu verdünnen. Insgesamt ist es so, dass es keinen eindeutigen Sieger geben kann, denn aufgrund der Wirkung in den unterschiedlichsten Bereichen ist es doch eher so, dass sich Astaxanthin und OPC gut ergänzen. Dadurch werden die Stärken der beiden Vitalstoffe addiert. Doch sollte man nicht zu viele Antioxidantien einnehmen, weshalb eine abwechselnde Einnahme als besonders empfehlenswert gilt.

Vitamin D

Vitamin D ist ein tolles Vitamin, das nicht nur im Winter, sondern auch im Sommer eingenommen werden kann. Natürlich ist hier anzumerken, dass unser Körper im Winter auf die Vitamin-D-Reserven des Körpers zurückgreifen muss. Dauert der Winter lang an oder ist der Speicher schon vor Beginn des Winters nicht aufgefüllt, kann es aufgrund der zu geringen Speicherkapazität zu einem schnelleren Mangel kommen. Immer mehr Studien zeigen, dass ein Vitamin-D-Mangel schwere Folgen haben kann. Auch Autoimmunerkrankungen wie Multiple Sklerose werden in Verbindung mit einem Mangel an Vitamin D gebracht.

Omega-3-Fettsäuren

Das Verhältnis von Omega-3- und Omega-6-Fettsäuren sollte 5:2 betragen. Oftmals ist aber genau das Gegenteil der Fall. Essen Sie gerne Brot und Teigwaren? Oder Süßigkeiten zwischendurch? Belegen Sie Ihr Sandwich gerne mit Wurst und Käse oder löffeln Sie gerne Quark aus dem Becher? Ist Schweinefleisch vielleicht sogar ihr liebstes Fleisch? Dann können Sie davon ausgehen, dass die in der Nahrung enthaltenen Fettsäuren der Kategorie Omega-3 nicht ausreichend sind. Das kann zu chronischen Entzündungen und Erkrankungen beitragen – Omega-3 ist nämlich entzündungshemmend.

Probiotika

Probiotika sind die winzig kleinen, überaus freundlichen Bakterien, die in unserem Darm leben und für eine gesunde Umgebung sorgen, denn sie halten schädliche Eindringlinge, Bakterien und Pilze im Zaum. Wenn unser Darm aus dem Gleichgewicht gerät, kann es durchaus passieren, dass wir zu vermehrten Infekten tendieren, Allergien oder Nahrungsmittelunverträglichkeiten entwickeln, mit Pilzerkrankungen zu kämpfen haben oder unsere Haut Probleme macht. Auch sind Blähungen oder andere Darmprobleme keine Seltenheit. Die Dysbiose, also die aus dem Gleichgewicht geratene Darmflora, ist oftmals die Folge einer kohlenhydratlastigen Ernährung. Auch, wenn Sie gerne Softdrinks, Kaffee oder Alkohol trinken, begünstigen Sie das Entstehen eines Ungleichgewichts. Beugen Sie demnach rechtzeitig vor und sorgen Sie für viele gute Darmbakterien.

Magnesium

Magnesium wird nicht umsonst von Athleten und Sportbegeisterten geschätzt. Es hält Ihre Enzyme in Schwung und gilt damit als der Animateur in unserem Körper. Außerdem sorgt es dafür, dass unser Körper seine Aufgaben voll und ganz erfüllt. Wenn Sie jedoch – ähnlich wie bei Omega-3-Fettsäuren – gerne Brot, Teigwaren, Süßigkeiten,

Milchprodukte, Fleisch oder Wurstwaren essen, dann scheitert es an Animateuren, also an Magnesium. Das merken Sie auch dann, wenn Sie morgens Probleme haben, aus dem Bett zu kommen, und sich öfter müde fühlen. Auch können Sie mit stressigen Situationen nicht umgehen und legen gerne an Gewicht zu. Magnesium ist wichtig für unseren Körper und sollte nicht nur von Sportlern für die vielen tollen Eigenschaften und Wirkungsweisen geschätzt werden.

<u>Betonit</u>

Die Heilerde nimmt Gifte aus unserem Verdauungssystem auf und trägt dadurch zu einer Harmonisierung des Darmmilieus bei. So können die Selbstheilungskräfte unseres Organismus aktiviert werden. Betonit gilt dabei als wertvolle Heilpflanze. Aufgrund der sehr starken negativen Ladung werden Substanzen, welche eine positive Ionenladung aufweisen ausgeschieden. Das können Schwermetalle sein, aber auch schädliche Bakterien und Säuren. Überschüssiger Schleim, Ablagerungen und Kotreste werden ebenso ausgeschieden. Da die guten Darmbakterien auch negativ geladen sind, werden diese vom Betonit nicht aufgenommen und auch nicht ausgeschieden.

Betonit ist zwar eine Mineralerde und demnach mineralstoff- und spurenelementreich, dennoch ist die Hauptaufgabe die Reinigung des Darms und die Entgiftung unseres Körpers. Haben Sie Ihren Körper entsäuert und entgiftet, reagiert dieser entlastet. Das hat natürlich einige Vorteile, dennoch sollten Sie an dieser Stelle daran denken, Ihren Körper mit wichtigen Nährstoffen zu versorgen und ebenso die Zellen mit hochwirksamen Antioxidantien, wie beispielsweise Astaxanthin zu schützen. Betonit sollten Sie am besten zeitlich versetzt einnehmen. Halten Sie zumindest zwei Stunden Abstand zur Einnahme von Astaxanthin oder anderen Nahrungsergänzungsmitteln.

Auch Bittersäfte, die einen gesunden Gallenfluss fördern und die Magensaftproduktion regulieren, eignen sich ergänzend. Diese Liste lässt sich nahezu endlos verlängern, würde aber gewiss den

Rahmen unseres E-Books sprengen. Deshalb haben wir auch nur die wichtigsten, zusätzlichen Nahrungsergänzungsmittel angeführt.

p. Tipp: Astaxanthin für Hund, Katz und Spatz

Zur Erinnerung: Wie sind wir auf Astaxanthin aufmerksam geworden? Genau! Die knallig pinken oder zartrosa Flamingos haben uns gezeigt, welche Auswirkungen Astaxanthin auf das Federkleid haben kann. Und der Lachs, der bei etwa 4° Celsius Wassertemperatur den Fluss aufwärts schwimmt, der beweist Ausdauer und Stärke. Dank der Tiere sind wir auf das Nahrungsergänzungsmittel aufmerksam geworden und es ist in der Tat so, dass Astaxanthin auch hier eingesetzt werden kann. Gesundheitliche Vorteile sind nicht ausgeschlossen. An Tieren durchgeführte Studien zeigten bislang positive oder neutrale Ergebnisse – wobei Mäuse stets vom Astaxanthin profitieren.

Aber auch Pferde, Hunde, Ratten oder Kaninchen sprachen positiv an. Dabei wurden unterschiedlich hohe Dosen verabreicht, teilweise extrem hoch, ohne, dass dabei Nebenwirkungen auftraten. Eine Studie zeigte in diesem Zusammenhang, dass Astaxanthin von Hunden schlechter aufgenommen wird als von Menschen, weshalb hier eine höhere Dosierung sinnvoll sein kann. Dies erscheint insofern logisch, da die von uns genannten Flamingos, aber auch Lachse, Astaxanthin mit der Nahrung aufnehmen und hier auch unbekannte Mengen an Krebstieren oder Algen fressen, ohne sich über eine mögliche Überdosierung Gedanken zu machen.

Hühnern wurde Astaxanthin ins Futter gemischt, um eine schönere Gelbfärbung des Eigelbs zu erlangen. Hennen profitierten außerdem, da sie mehr Eier legten und weniger Salmonelleninfektionen auftraten. Insgesamt wurde hier die Gesamtsterblichkeit der Legehennen reduziert. In vielen Ländern wird Hundefutter mit Astaxanthin versetzt – insbesondere Schlittenhunden verabreicht man es gerne, da gerade bei den doch eher stark belasteten Tieren gute Effekte auftraten. Es ist eher unwahrscheinlich, dass Astaxanthin Ihrem Haustier schadet – wissenschaftlich gibt es dafür keine Anhaltspunkte und auch konnten wir keine negativen Rückmeldungen von Tierhaltern finden. Die Sinnhaftigkeit können Sie auch gerne mit dem Tierarzt Ihres Vertrauens besprechen.

Schlussworte

Wir sind überzeugt davon, dass wir Ihnen am Beginn dieses E-Books nicht zu viel versprochen haben. Gewiss konnten Sie sich davon überzeugen, dass chemische Vorgänge nicht unbedingt kompliziert sein müssen. Das ist uns nämlich besonders wichtig. Wir sind der Meinung, dass eine einfache Erklärung hilft, komplexe Dinge, aber auch den Zusammenhang zwischen verschiedenen Abläufen besser verstehen zu können. Von dem vermittelten Wissen können Sie alle profitieren. Doch um von Wissen profitieren zu können, muss dieses so aufbereitet sein, dass man es überhaupt verstehen kann. Bereits Albert Einstein sagte einst: „If you can't explain it simply, you don't understand it well enough." Das heißt so viel wie: „Wenn man es nicht einfach erklären kann, dann versteht man es nicht gut genug." Und damit hat er – wie wir finden - den Nagel auf den Kopf getroffen!

Die Informationen in diesem E-Book haben wir nach bestem Wissen und Gewissen für Sie aufbereitet und gesammelt und hoffen, dass wir all Ihre Fragen in ausreichender Form beantworten konnten. Gewiss handelt es sich bei Nahrungsergänzungsmitteln um ein sehr umfangreiches Themengebiet, dem man sich nur langsam nähern kann. Es ist nämlich nicht nur eine sehr vielseitige Materie, sondern auch eine sehr Weitläufige.

Ob Sie sich für die Einnahme von Nahrungsergänzungsmitteln entscheiden oder nicht, bleibt natürlich Ihnen überlassen. Wir möchten Sie in keiner Weise zum Kauf von Produkten überreden, sondern Ihnen eine gute Grundlage für eine eigenständige Entscheidung geben. Es gibt – wie fast überall im Leben – auch auf diesem Gebiet eine Vielzahl an Vor- und Nachteilen, die es zu beachten gibt. Doch wollen wir Ihnen diese Entscheidung nicht abnehmen, sondern versuchen, Ihnen all die Informationen zu liefern, die Sie benötigen, um überhaupt zu wissen, wofür oder wogegen Sie sich entscheiden.

Wir sind der Meinung, dass man nur dann eine gute Entscheidung treffen kann, wenn man ausreichend Informationen zu einem Thema hat und auch weiß, worum es geht. Wenn Sie sich in der Tat für eine ergänzende Einnahme von Astaxanthin entscheiden, sollten Sie beim Kauf immer auf die Qualität des Produktes Wert legen, um damit in erster Linie Ihrem Körper auch die besten Vitalstoffe zuführen. Denn darum geht es hier! Wenn Sie Astaxanthin einnehmen, dann tun Sie dies vorrangig aus dem Grund, weil Sie Ihren Körper unterstützen wollen und von den vielen Vorteilen des Carotinoids profitieren möchten. Deshalb ist die Qualität ein wichtiges Kriterium, das Sie unbedingt beachten sollten.

Astaxanthin hat bisher keine bekannten Nebenwirkungen und gilt deshalb auch als sicher einzunehmen. Für welche Art der Einnahme Sie sich entscheiden, ob Sie eine Kur machen oder zu einer längerfristigen Einnahme tendieren, hängt von Ihren persönlichen Zielen ab, und darüber sollten Sie sich in aller Ruhe klar werden.

Astaxanthin hat sich unserer Meinung nach aus verschiedensten Gründen bewährt. Es handelt sich dabei um ein durchaus wertvolles Nahrungsergänzungsmittel, das viele Vorteile mit sich bringt. Eine gesunde, ausgewogene und vor allem vielseitige Ernährung ist für uns das Um und Auf - die wichtigste Basis, die man für ein gesundes Leben schaffen kann. Eine gezielte Ergänzung, um das Immunsystem zu unterstützen, die Zellen vor antioxidativen oder degenerativen Schäden zu schützen oder zu einem besseren Wohlbefinden beizutragen, halten wir für durchaus sinnvoll.

Sollten Sie bereits Nahrungsergänzungsmittel einnehmen, müssen Sie auf diese künftig nicht verzichten, sondern können diese höchstwahrscheinlich mit Astaxanthin einnehmen. Bisher gibt es keine Auskünfte über mögliche negative Interaktionen mit anderen Nahrungsergänzungsmitteln oder Medikamenten.

Dennoch möchten wir auch an dieser Stelle nochmals ausdrücklich darauf hinweisen, dass wir hier keinerlei medizinische Beratung übernehmen. Sollten Sie Fragen haben, nicht wissen oder unsicher sein, ob ein Nahrungsergänzungsmittel wie Astaxanthin für Sie infrage kommt oder nicht, suchen Sie das Gespräch mit Ihrem Arzt oder einem Apotheker!

Für uns stehen die Gesundheit und das Wohlbefinden an oberster Stelle, deshalb möchten wir Ihnen ans Herzen legen, dass Sie sich um Ihren Körper kümmern, diesen hegen und pflegen und mit allen notwendigen Nähr- und Vitalstoffen versorgen, damit Sie noch ein langes, gesundes Leben mit Ihren Liebsten genießen können.

Alles Gute und bis bald!